50歳からはじめる!

老後の健康の不安が減らせる本

[illegible]正樹

はじめに

この度は本書を手に取っていただき、ありがとうございます。
突然ですが、あなたに質問です。

あなたは、何歳まで生きたいですか？

80歳でしょうか？
90歳でしょうか？
それとも１００歳、いやそれ以上でも……とお思いでしょうか？

１００歳時代といわれる昨今、１００歳以上に長生きすることは珍しくありません。でも、長生きだけではやはり物足りないもので、健康で長く生きる、これこそが目指したい目標ではないでしょうか？

本書は、

「元気に１００歳まで生きたい」

そう考える人のために、私が医師としての集大成として完成させた本です。

私は長年、動脈硬化、脳梗塞、自律神経失調症、アルツハイマー病などを診療してきました。そしてこの本が結論となります。

この本を手に取っているのであれば、おそらくあなたは健康に興味があるか、あるいは特定の病気の心配をしているのかもしれません。

本などを通じて健康についての勉強をすることは、確かに有意義なことでしょう。ただ、見聞きした健康法をそのまま鵜呑みにすることが必ずしも健康につながるわけではないことは、知っておいていただく必要があります。

例えば動脈硬化についてです。私はこれまで何千人という動脈硬化に悩む患者さんと接してきました。

動脈硬化の症状を進ませないためには、肉や乳製品などのコレステロールを多く含むものを食べすぎないことが大事だ、などといわれていますが、そんなことを気にせずにお肉や乳製品をどんどん食べる食生活をしていても、動脈硬化にならない人もいるのです。全く予兆もなかったのに脳卒中で倒れる人もいました。

健康法が必ずしも通用しないのは動脈硬化に限った話ではありません。

「ずっと病気をせずに健康でいられた秘訣は、毎日お肉を控え、野菜をたくさん食べ続けたからです」

という人もいれば、脂こってりのステーキが大好きなおばあちゃんが１００歳以上でピンピンしている例もあります。

肉を食べたほうがよいのか、控えたほうがよいのか、野菜を摂ったほうがよいのか、摂らないほうがよいのか、いったい何が正しい健康法なのでしょうか。

健康法について考えるとき、ほとんどの人が見落としていることがあります。それが、この本で私がお伝えする「潮目」です。仮に「潮目」を読み間違えてしまうと、全く逆効果の健康法を実践して命を落としてしまう危険性があるほど、「潮目」は重要なファクターなのです。

「潮目」という言葉には馴染みがない方も多いと思いますから、潮目のことがよくわかるエピソードをご紹介しましょう。私は、クリニックで同じ患者さんに毎年、頸動脈にどれくらい老廃物が溜まっているかという検査をしたことがありま す。

頸動脈に溜まる汚れのことを「頸動脈プラーク」と呼びます。この汚れがどんどん溜まると、動脈硬化などの血管の病気を引き起こすことがあります。この汚れは年齢を重ねるごとに増えていくのですが、ある年齢になると、プラークの増加がピタッと止まってしまうことがわかりました。

これが何を意味するか、聡明な方はおわかりになるでしょう。ある一定の年齢を超えると、動脈硬化を悪化させる要因がなくなってしまうということなのです。

動脈硬化を抑えるためには、血圧を低く保ち、食事も油っこいものを食べないように気をつけている方も多いでしょう。しかし、この一定の年齢を超えた後は、そうした心がけは、むしろ体にとって害になることもあるのです。

この現象は、人が健康に一生を過ごすためにとても重要だと私は考えました。そして、この「一定の年齢」のことを本書では「潮目」と名付けました。詳しくは本文に譲りますが、一言でいうならば、潮目を迎えると、それまでとは治療方針が全く真逆になるのです。

私たち医者も潮目を心得て、年齢やその人の生活環境を無視した一律的な指導は控えなければなりません。そうでなければ、「病院に行ったのにさらに病気が増えてしまった」ということも起こりかねないのです。

潮目が来る時期には個人差があります。しかし多くの場合は、70歳から80歳にかけてのタイミングになるのではないでしょうか。

ちなみに、心臓や腎臓、肝臓などの内臓の老化やホルモンの変化などを考えたときは、この大きな潮目の前後にも小さな潮目が来ることも考えられます。

日本は今や「100歳時代」を迎えようとしています。もしもあなたが50歳ならば、今はまだ人生の折り返し地点に過ぎません。60歳だとしても100歳になるまでにはまだ40年もあるのです。

老後に寝たきりに近くなって自由に動けなくなれば、たとえ100歳まで長生きできたとしても幸せとはいえないでしょう。

一方で、80歳でも90歳でも、元気で自分の足で歩けるのであれば、家族と温泉に行ったり豪華客船に乗って夫婦で世界一周の旅に出たりすることだってできます。今や「80歳からの20年」は、とても意味を持つ時代に差しかかっているのです。

本書では、来たるべき「100歳時代」に備えて、どのように潮目を見極めるのか、潮目ごとにどのように病気を予防するのかといったことを、動脈硬化や自律神経、アルツハイマー病を長年専門としてきた医師としての経験と知識を基にご紹介します。

「元気に100歳まで生きたい」という願望は、実現不可能な夢物語ではありません。ぜひ本書を片手に、潮目の変化を乗り切っていただきたいと願っています。

目次

第二章　その健康法は間違っている？

第三章　潮目を読んで、病気を予防する ―72

■第一章　病気にも潮目がある■

75歳前後という「潮目」で、健康になるための方法が変わることをお伝えしました。**これは、実は病気にも同じことがいえます。病気は「余り病」と「足りない病」という、正反対のものに分かれるのです。**

◆中高年の病気は「余り病」

人は成長するにつれ、「中年期」「老年期」そして「老後」を経て死にいたります。本書では、中年期から老後までを大まかにこのように定義しました。

- 中年期：45歳〜64歳前後
- 老年期：65歳〜74歳前後
- 老後：75歳〜

例えば、45歳～74歳くらいの中年期や老年期で多い病気としては、ガンや動脈硬化、糖尿病などがあります。

これらの病気は、遺伝などいろいろな要因が絡み合って起こりますが、原因の1つとしてあげられるのが生活習慣です。偏った食生活やストレスによって体の中に活性酸素が溜まり、内臓に脂肪がつき、それが体の中で悪さをして病気になってしまうのです。

運動することによって栄養素が消化され、体の中に残らなければ問題はありません。しかし、現代人の多くは運動が不足しています。そのため、栄養が消費されずに体の中で余り、それが毒になって体を中から蝕むのです。

私はこれを「余り病」と呼んでいますが、そういう意味では、ガンも動脈硬化

も糖尿病も生活習慣病・余り病だといえるでしょう。メタボが諸悪の根源というわけです。

ただ、メタボは内臓脂肪がお腹に溜まることによって動脈硬化が起こりやすくなった状態であって、病気とまではいえません。要するに、メタボの先に余り病があるのです。

40代から60代、70代の方にはメタボ体型の方が多くいます。ちなみにメタボ(メタボリック症候群)とは、肥満だけのことを指しているのではなく、そこにさらに高血圧、糖尿病、脂質異常症などの病気が合わさって動脈硬化が進行していく病態を指します。

◆日本人の死因は欧米化している

１９５５年くらいまでは、日本人の死因の１位は脳卒中でした。しかしその後は、死因にメタボがどんどん関わるようになってきました。例えば、同じ動脈硬化の病気でも、１９８０年代には心疾患（心筋梗塞や狭心症など）が脳卒中よりも増加しています。

これは、同じ動脈硬化でも欧米型の動脈硬化に変化してきたことを表していま す。穀物や魚、野菜などを多く摂る日本人本来の食生活から、肉や乳製品、脂などを多く摂る欧米の食生活に変化したことが関連しています。

そしてメタボが叫ばれ始めた頃から急増してきた病気がガンで、１９８０年代に入る頃には死因の1位にのし上がり、今も1位を独走中です。

ガンは動脈硬化とは異なる病気ですが、メタボの流行、拡散にともなって増加してきていることは確かです。

◆ガンもメタボが引き起こしている？

私は、ガンもメタボの一種と考えていいのではないかと思っています。

これまでもお伝えしてきたとおり、メタボは、栄養過多によって消化しきれなくて余ってしまった内臓脂肪が、体内に増えて動脈硬化を起こしている状態です。

しかし、栄養過多で体内に増えるのは内臓脂肪だけではありません。活性酸素なども増えていくのです。そして、発散しきれないストレスも体に影響を及ぼします。これらが体内に溜まっていくと、ガン細胞が増殖する素地が生まれてもおかしくありません。

もしも「ガンもメタボの一種だ」と考えるとするならば、日本人の3大死因であるガン・心疾患・脳卒中は、メタボによることになります。

◆一生メタボ対策をしておけば、長生きできるわけではない

多くの人は、「メタボ対策をしておけば長生きできる」と考えているのではないでしょうか？

もちろん間違いではありませんが、正解でもないとお伝えしておきましょう。

メタボが広まり始めた1960年頃の日本の平均寿命は、男性が65歳、女性が70歳前後でした。戦前はそれこそ人生50年の時代でしたから、戦前に比べるとグッと長生きできるようになってきたわけです。

ところが、1980年代の平均寿命は、男性75歳、女性80歳強となり、1960年代にくらべて10年以上も寿命が伸びました。現在はさらに平均寿命が伸びており、「平均寿命が100歳の時代」が到来してもおかしくありません。

では、80歳、90歳になっても、メタボに目を向けて節制し、粗食を保っておけば健康に長生きし続けられると思いますか？　実は、そうではないのです。

それどころか、全く逆の健康法が必要になってくるのです。そのカギは「フレイル」という考え方にあります。なにやら聞いたことのない言葉だと思った方も多いと思いますので、ここでフレイルについて説明させてください。

フレイルとは「虚弱」「老衰の手前」という意味で、体重減少や栄養失調が敵になるという、メタボとは真逆な考え方です。比較的新しい概念で、２０１４年頃から提唱されはじめました。初めてこの概念を知ったときは、私も「何をバカな」と思ったものです。

◆フレイルが原因の死因が急増している

日本人の３大死因はガン・心疾患・脳卒中ですが、２０００年代に入ると、肺炎と老衰の急増が目立ってくるようになります。しかも肺炎は、脳卒中と3位争いをするまでに増加してきました。

次のグラフを見てください。これは厚生労働省が出しているデータですが、肺炎や老衰が急増してきているのがおわかりいただけるでしょう。

言うまでもなく、肺炎、老衰は、メタボと真逆のフレイルの先に訪れる疾患です。

さらに話を進めましょう。年齢別の死因を見てみると、80歳後半からはガンによる死亡が急激に減っていきます。死因の1位は心疾患ですが、これは心不全、すなわち心臓の老化（心臓のフレイル）による死亡が増えるからです。

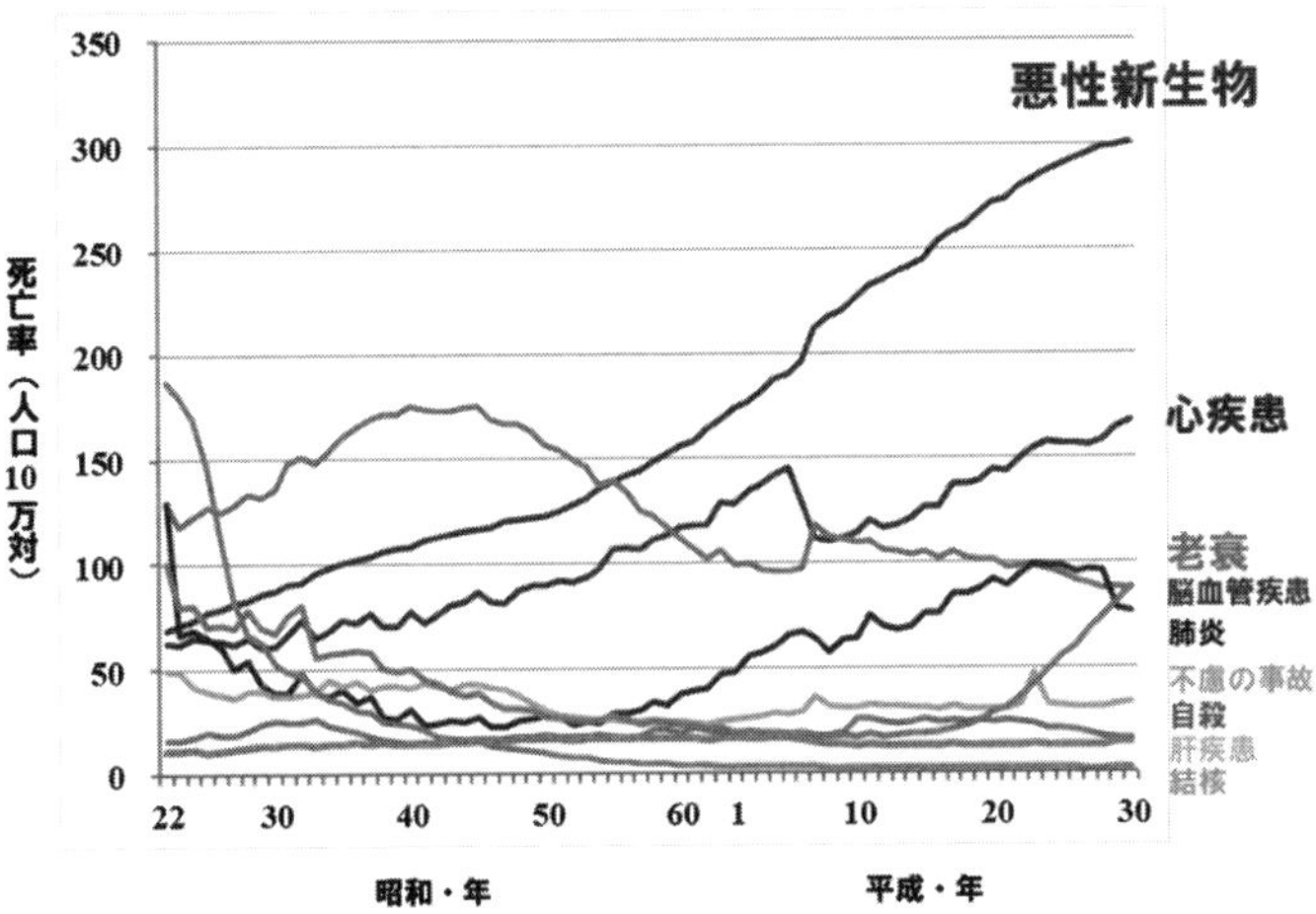

死因の推移（厚生労働省「人口動態統計」）

ここまで読んでくださった方には、もうおわかりでしょう。メタボの猛威を切り抜けた後に待っているのが、晩年のフレイルというわけなのです。

下の図を見てください。動脈硬化（メタボ）は中年を過ぎるとどんどん増えていきますが、70歳くらいからはもう増えなくなり、むしろ減っています。そして動脈硬化が減り始めるタイミングで老衰（フレイル）が増えていることがおわかりいただけるでしょう。

動脈硬化が減り始めるタイミングと老衰が増え始めるタイミングが交差する点が、まさに「潮目」というわけです。

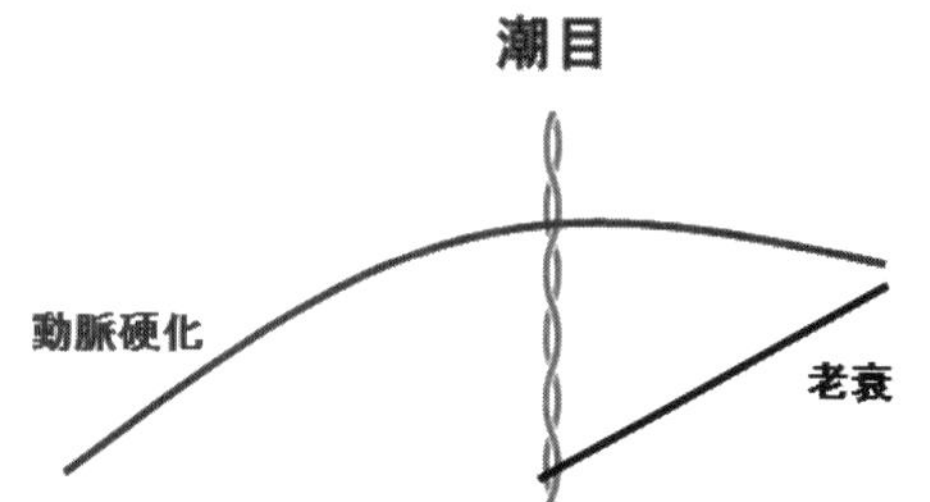

さらに、フレイルは80歳以上の35％にみられるという驚くべきデータがあります。80歳を過ぎると、3人に1人はフレイルというわけです。こうなったら、メタボを心配している場合ではありません。

75歳以上の後期高齢者になるまでを目安にメタボに注意し、そこまで元気に生き延びられたら、今度はフレイルに注意する。このように、メタボとフレイルについては、ザックリとしたモード変更を心がけてください。

また、必ずしも75歳がメタボとフレイルの潮目になるわけではありません。性別や生活環境、体格などによっても潮目の時期は異なります。だからこそ、本書を活用して潮目を見極めていただきたいと思います。

◆老後の病気は「余り病」とは真逆の「足りない病」である

75歳以上になると、フレイルによる病気が増えることがおわかりいただけたと思います。例えば、75歳以上の人が糖尿病になったという話はあまり聞かないのではないでしょうか？

75歳以上でもガンが見つかることはありますが、この年齢でガンが見つかっても、「とりあえず様子を見ましょう」といって経過観察になることも少なくありません。そんなに急にはガンが成長しないからです。

むしろ老後は、転倒・骨折、心不全、肺炎、認知症などの病気に注意しなければなりません。

これらは全て、栄養が体の中で余ることが原因で起こるのではなく、逆に体の中の栄養が足りないことが原因で起こる病気です。

75歳くらいを境に、病気の種類が「余り病」から「足りない病」にがらりと変わるというわけです。

「余り病」は、例えるならば、袋の中の余った食べものが腐る状態です。一方、「足りない病」は、袋そのものが弱って破れやすくなった状態です。袋が破れてしまうとどうなるでしょう？

袋の中の食べものが破れたところから抜け落ちてしまい、空っぽになってしまいますね。

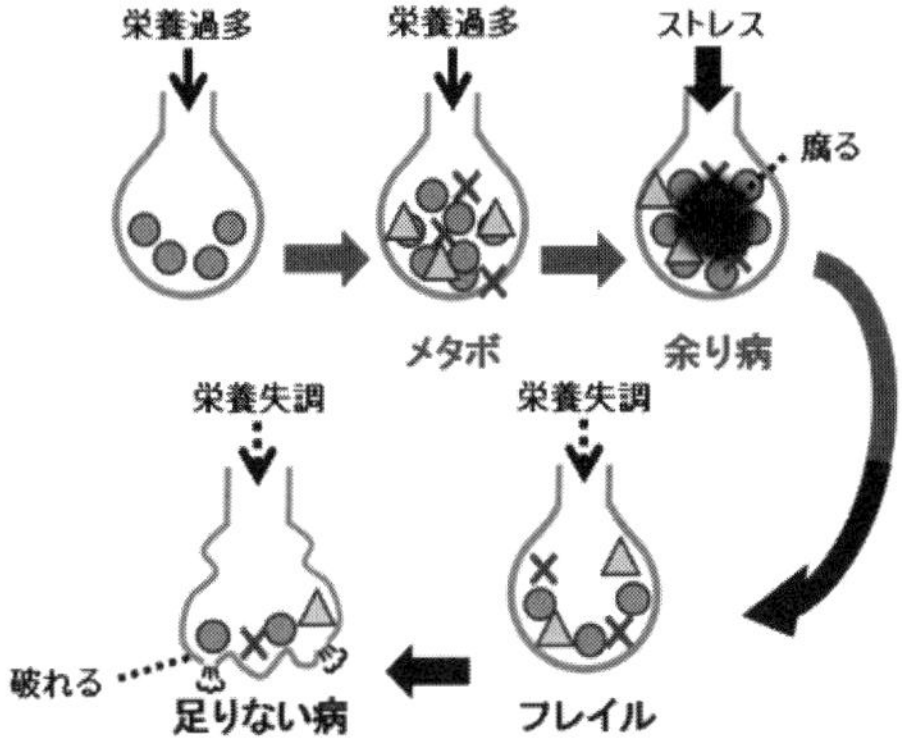

足りない病は、栄養失調や運動不足で免疫力が落ちる、転倒しやすくなり骨折する、出かけられなくなる、周りとの交流がなくなる、座りきり寝たきりに近づく、などのフレイルの経過を経て発症するのです。

戦後の高度成長時代は「余り病」だけマークしていればよかったのですが、100歳時代が近づくにつれて「足りない病」は無視できなくなってきているのです。

左下の図を見てください。昔は、ガンや動脈硬化から起きる心疾患、脳卒中にかかると、その多くは死亡していました。ところが現代は医学などの発達により、生き残ることができるようになりました。

そして老後（75歳以上）を迎えた高齢者がどうなっていくのかというと、今度は栄養失調の病気が襲ってくることになります。

病気の原因が、栄養過多から栄養失調に変わるのです。すなわち、老後を迎える頃に大きく潮目が変わるというわけです。

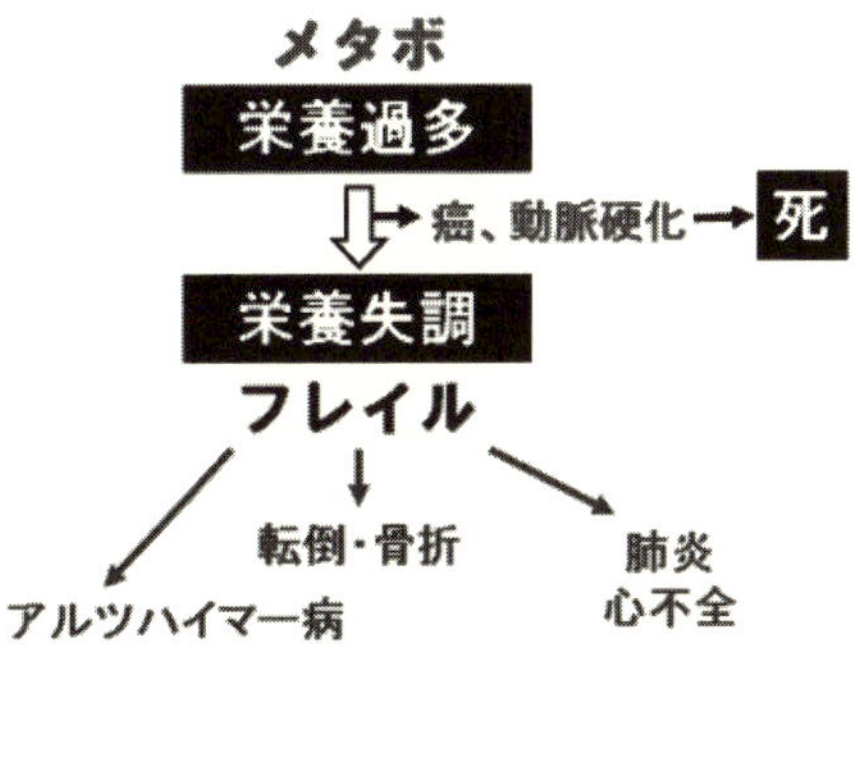

◆こんなことが起きていたら、あなたはフレイル期に入っている

老後に心身が弱ってしまう「フレイル」。〝寝たきり予備群〟あるいは〝認知症予備群〟ともいえるものですが、以下のような兆候があると、フレイル期に入っていると考えられます。

- 体重がだんだん減少する
- 歩くのが遅くなる
- 疲れやすい
- 運動することがなくなる

さらに老後の時期には、以下のような老化現象も起こってきます。

・栄養の消化・吸収が悪くなる
・筋肉が減る
・骨がもろくなる
・脳の神経細胞が減る

筋肉が減ると転倒しやすくなりますし、骨がもろくなると、転倒したときに骨折しやすくなります。骨折して歩かなくなると、今度は免疫力が低下して肺炎が起こります。心臓の筋肉が減って心臓が十分に動かなくなれば、心不全の危険性が高まります。

こうして、どんどん寝たきりや認知症に近づいてしまうのです。そうならないためには、栄養をしっかり摂り、痩せすぎないようにしなければなりません。

■第二章
その健康法は間違っている？
「潮目」で健康法はこう変わる■

ここまで読んでくださったあなたは、もう世間にあふれかえっている情報を鵜のみにはしなくなっているでしょう。70〜80歳を境に、治療方針は反対になるのです。

この章では、健康にまつわる都市伝説について、「潮目」という考え方をまじえて私の考えを述べてみたいと思います。

1．「太ると早死にする」のウソ・ホント

街を歩く人を眺めていると、恰幅のいい中年男性をよく見かけます。昔は中年太りも「太っていたほうが貫禄が出る」などといわれて、いいイメージを持たれていたこともありましたが、今や中年太りは「メタボの象徴」です。

ただ、中高年になると、痩せようと思って少し食事を減らしたくらいでは、とうてい痩せることができません。

昔のようにたくさん食べていないのに、むしろ痩せるどころか太ってしまう中年期、老年期。その原因は、代謝が低くなって体に取り込んだ栄養分をしっかり燃やせなくなるからです。

◆中年太りは、代謝が低くなることで起こる

代謝とは、体の中に取り込んだカロリーを燃やしてエネルギーを生み出すことです。心臓を動かすにも、呼吸をするにも、食べたものを消化するにもエネルギーが必要ですが、このエネルギーを代謝によって生み出しているのです。

「たくさん食べても太らない」という幸せな人がいますが、こうした人は代謝がいいのです。近くにいても、参考にしてはいけません。

若い頃と年を重ねてからの代謝の違いは、工場の生産活動をイメージされるとわかりやすいでしょう。食事が工場を動かす燃料にあたり、工場が筋肉や心臓、肝臓などの臓器にあたります。

注文が殺到して工場の生産活動が盛んになると、どんどん燃料が燃やされます。若い人がどれだけ食べても太らないのと同じような状態です。

ところが、どんどん生産活動をするうち、注文が減って工場が小さくなっていきます。工場が縮小すれば必要となる燃料も減っていきますが、これが、体内での「代謝の低下」にあたります。

燃やす量は少ないのに燃料をため込んでしまう状態は、食べる量は変わらないのに消費する量が減る状態と同じです。こうなると、体に脂肪が溜まっていく一方になってしまいます。

若い頃は代謝が活発なので、脂肪は次から次へ燃やされていきます。そうすると、「古い燃料」ならぬ「古い脂肪」は、体の中にはあまり残りません。**しか**

し中年期を過ぎて代謝が落ちてくると、燃やされずに残ってしまった古い脂肪が、体の中にどんどん増えていくのです。

◆内臓脂肪はガンを引き起こすくらい危険なもの

一見すらりとした体格なのに、健康診断などで脂肪の量を測定してみると、内臓まわりにびっしり脂肪がついていることがあります。また、お腹だけぷっくり膨らんでいる人を見かけることもあります。**こうした人は、内臓脂肪が体に溜まっています。**

脂肪には皮下脂肪と内臓脂肪という２つの種類があります。

皮下脂肪は、骨や筋肉、内臓などを守るクッションの役割をする「よい脂肪」です。寒いときには、体を保温する役割も果たしてくれます。

一方、内臓脂肪は脂肪といいながら、血液に悪いホルモンを分泌します。血圧を上げたり、脂質を上げたりと、いろいろな悪さをします。**内臓脂肪は、動脈硬化やガン、糖尿病や認知症などの引き金にもなることがわかっています。**

内臓脂肪が多い状態は、単に「太っている」では済まされない危険な状態なのです。幸い内臓脂肪は増えやすい反面、減らしやすい脂肪でもありますから、内臓脂肪が溜まってきたら、運動などをして減らす努力をしなければなりません。

特に、「若いときは痩せていたのに中年になって太り始めた」人は危険です。しかも、食べる量は増えていないのに太ってきたとしたら、間違いなく内臓脂肪が体に溜まっています。中年期や老年期の人が太ってはいけないのは、こうした理由があるのです。

◆老後は、むしろ太ったほうがよい

ところが、老後は潮目が変わります。これまで何をしても痩せられなかった中年期、老年期から状況がガラッと変わり、食事制限もしていないのに体重が勝手に減ってしまう時期がくるのです。多くの場合、70歳あたりからその時期が始まります。

潮目が変わって、何もしていないのに体重が減り始めたら、もちろん内臓脂肪もそれ以上は増えなくなります。

こうなったらもう痩せてはいけません。運動して筋肉を増やし、体の中を修復してくれるタンパク質を中心に、栄養のある食事を摂るように心がけてください。

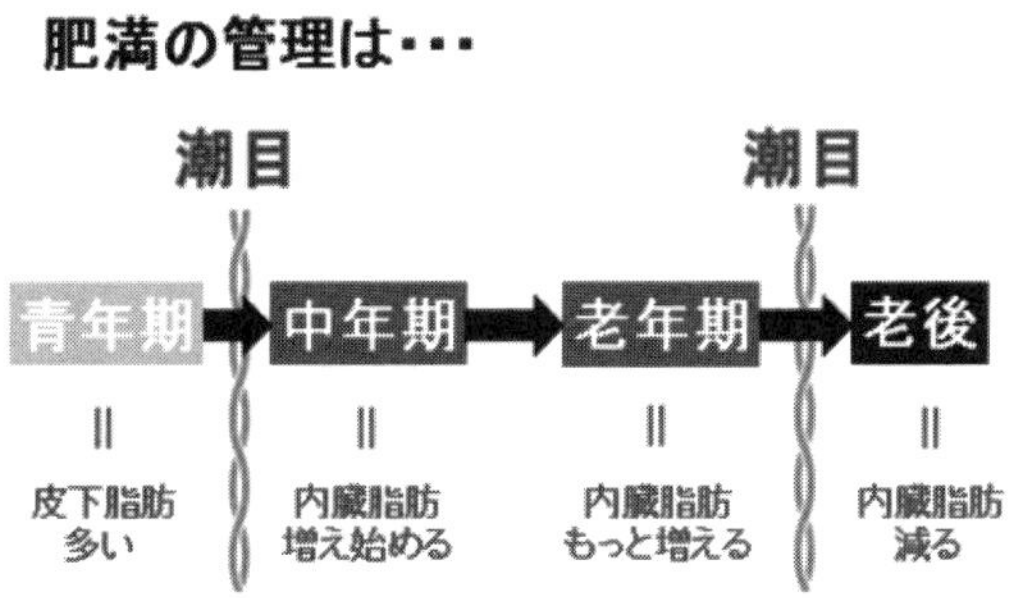

2.「血圧が高いと危険」のウソ・ホント

血圧は低いほうが健康によいとされ、血圧が高いからといって血圧を下げる薬を毎日飲んでいる人もいます。「血圧が高いと危険」「血圧が低いほうがよい」というのは、果たして本当なのでしょうか？

◆血圧はやはり低いほうがよい

私は神経内科医なので、脳卒中になってしまった患者さんを数えきれないほど診てきました。

脳卒中とは、高血圧になって動脈硬化が進んでしまい、血管が破れてしまったり、詰まってしまったりする病気のことです。早期発見できれば治療をすることもできますが、周りに人がいないときに突然倒れてしまう人もいます。

発見されるまでに時間がかかってしまうと、重い障害が残ってしまったり、時にはそのまま亡くなってしまうこともあります。これまでにも、血圧が高すぎるがために大きな脳卒中を招いてしまった痛恨の症例がいくつか思い出されます。

動脈硬化が脳に起これば脳卒中となりますが、心臓に起きることもありますす。これが心筋梗塞や狭心症です。血圧が高いとこうした危険がありますから、やはり「血圧は低いほうが安全だ」というのが私の結論です。

こうした動脈硬化の危険因子としては、高血圧、糖尿病、脂質異常症、ストレス、タバコなどが挙げられますが、この中でも最も危険で最も管理の必要性が高いものが、高血圧です。

◆血圧が高いと何が起きるのか？

血圧が高まると、血管を直接傷つけてしまいます。血管に高い圧がかかると血管は風船のように膨らんで、やがて圧に耐えきれずに破けてしまいます。風船に空気が入りすぎると破裂してしまうのと同じです。

糖尿病や脂質異常症のように血管にゆっくり溜まって血管を傷つけていくのではなく、高血圧は一夜にして血管を破裂させたり詰まらせたりするのです。

幸い破れなかったとしても、高い圧が血管にかかり続けることで常に緊張した状態になってしまい、その結果、血管が硬くなってしまいます。硬い血管は柔軟性が落ちるので、十分な血流が流れなくなります。

日本人は特に脳血管が高血圧には弱いといわれていますから、血圧が高いことは命にかかわります。

◆血圧は、低ければよいというものではない

高血圧はこれまでお伝えしてきたとおり、場合によっては命を奪いかねない危険なものです。しかし、だからといって血圧が低ければよいというわけでもありません。

心臓は、腎臓や肝臓などの全ての臓器に血液を送り出す役割を持っていますが、血液を送り出すときの圧力のことを血圧といいます。

確かに血圧が低ければ、それだけ心臓の負担も軽くなります。しかし、心臓より高い所にある「脳」という臓器に血液を送り込むためには、重力に逆らって血液を心臓よりも上まで押し上げなければなりません。

脳以外の臓器に血液を送り込むときには、重力に従って血液が落ちていくだけなので、血圧はそれほど必要ではありません。逆にあまり血圧が高いと、各臓器に強い負荷がかかってしまいます。

ところが、脳に対してはある程度の圧力が必要なのです。心臓が頑張って血液を押し上げてくれないと、すぐに脳貧血におちいってしまいます。

そこで、理想的な血圧というのは、「脳貧血を起こさない範囲で、できるだけ低い血圧」ということになるのです。脳貧血を起こしてしまうほど低い血圧には要注意です。

◆血圧の前に、動脈硬化のレベルを調べることが大切

このように、血圧は基本的には低いほうがよく、血圧が高くなることによって動脈硬化の危険が高まるということがわかりました。自分の血圧がどれくらいなのかということは、少なくとも40歳くらいからは気にする必要があるところです。

このとき、さらに気をつけなければならないのが「自分の動脈硬化のレベル」です。

脳卒中や心筋梗塞などの血管の病気は一夜にして起こることもあると説明しましたが、動脈硬化自体はゆっくりと起きていきます。生まれた瞬間から老化は始まっているため、動脈硬化は生まれたときからゆっくりと進んでいるのです。

血圧のことを考えるときには、この「動脈硬化が自分の血管の中でどれくらい進んでいるのか」ということについて、私たちは気にしなければなりません。

もしも動脈硬化が進んでしまって、血管が硬くなってしまっていたら、血管に圧力をかけなければ脳の血流が悪くなってしまいます。動脈硬化が進んでしまったら、ある程度血圧が高くなければ、脳の血流が維持できなくなってしまうのです。

中年期では、まだそれほど動脈硬化は進んでいません。ですから、血圧は低いに越したことはありません。**中年期ですべきことは、血圧を低めに管理して将来の動脈硬化に備えることなのです。**

一方、75歳くらいまでの老年期にさしかかると、動脈硬化がどれくらい進んでいるかは個人によって大きく差が出てきます。そのため、老年期の方たちは、動脈硬化のレベルをしっかり調べて血圧管理をするべきです。

動脈硬化は老後に向けて進んでいく時期でもありますから、動脈硬化が脳卒中や心筋梗塞などの恐ろしい病気につながらないようにするためにも、老年期も血圧は低いに越したことはありません。

◆老後はむしろ血圧を上げることが重要

しかし、この治療方針もやはり潮目が変わります。老後になったら、あまり血圧を下げすぎてはいけません。特に脳動脈硬化が見られる方は、血圧を下げすぎるのは要注意です。

脳動脈硬化があるということは、心臓と脳を結ぶ血管がデコボコ道になっているということです。おまけに心臓から脳への血管は登り坂ですから、ちょっとした血圧変動や脱水などによっても、簡単に脳貧血が起きてしまいます。

高齢者が脳貧血になると、最悪の場合、脳梗塞につながる可能性もあります。脳梗塞に至らないにしても、慢性の脳貧血は歩行時のフラツキや認知機能の低下につながってしまいます。

これはフレイルの状態といえますが、フレイルの時期は血圧も「足りない」ではいけないのです。

高血圧の方は、若い時はしっかり血圧を下げることが大事です。しかし75歳くらいからは、降圧剤を2～3年ごとに半量に減らしていくくらいのサジ加減が必要です。

血圧の管理は・・・

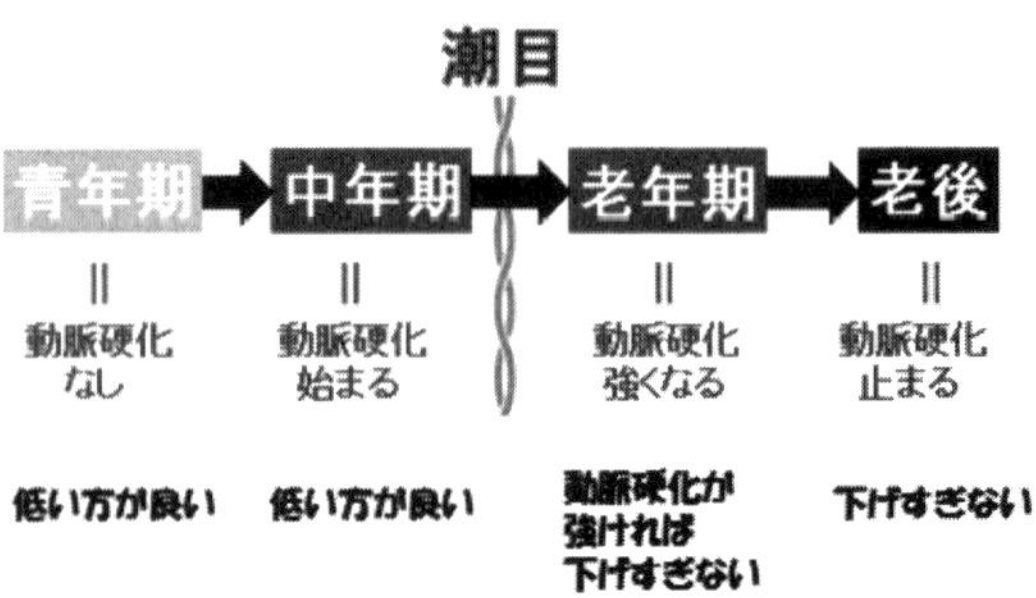

3．「コレステロールが低いと早死にする」のウソ・ホント

コレステロールは長い間、健康に大きな影響を与えるものとして扱われてきました。コンビニやドラッグストアなどに行けば、コレステロールに悩む人向けのお茶やサプリメントなどが棚に並んでいます。

コレステロールは高いと危ない、といわれる反面、低いと早死にするなどという衝撃のデータも発表されました。コレステロールが低いと、ガンなどの病気にかかる率が上がり、ひいては死亡率が上がるというのです。

コレステロールが高いと危険だといわれていたのは過去の話で、今や「コレステロールが低いと危険」という認識に変わりつつあります。

◆コレステロールの働き

そもそも、コレステロールはどのような働きをするのでしょうか。

コレステロールは、卵などの食べものに多く含まれていますが、腸から吸収された脂肪は肝臓に運ばれ、肝臓でコレステロールと中性脂肪に分解されます。コレステロールによって細胞が作られ、ホルモンに使われることもあります。私たちの体を維持するためにコレステロールは必要なものなのです。

コレステロールは血液の中を移動しますが、単独では移動することができません。そこで、たんぱく質と合体して血液の中を移動します。コレステロールを臓器に運ぶたんぱく質の代表がＬＤＬで、一般的に「悪玉コレステロール」と呼ばれています。これは、脂肪を運ぶトラックのようなものです。

一方、各臓器から余ったコレステロールを集めて肝臓に戻ってくるたんぱく質をＨＤＬといいます。これが、いわゆる「善玉コレステロール」と呼ばれるものです。

コレステロールが余ると、ＬＤＬはコレステロールを運びきれず、血管に捨ててきます。**そうすると、血管内にコレステロールが溜まってしまい、動脈硬化を悪化させてしまうのです。**ＬＤＬが悪玉コレステロールといわれるゆえんはここにあります。

一方、ＨＤＬは血管に捨てられたコレステロールを回収するゴミ収集車の役割をするので、善玉コレステロールと呼ばれています。

◆低いとダメなコレステロール

では、コレステロールは低いとダメなのでしょうか？　まず考えたいのは、そのコレステロールが善玉（ＨＤＬ）を指しているのか、それとも悪玉（ＬＤＬ）なのかという点です。

ＨＤＬは、いろいろな臓器から余ったコレステロールを回収する役割があるとお話ししました。だとすれば、ＨＤＬが低ければ、余ったコレステロールを回収しきれずに動脈硬化を悪化させてしまいます。**ＨＤＬは高いに越したことはないのです。**

では、なぜＨＤＬは低くなってしまうのでしょうか？　これにはいろいろな原因がありますが、運動不足や喫煙などの生活習慣が原因だといわれています。

また、あまりにもＨＤＬが低い場合は、肝臓や腎臓の障害、ガンなどの消耗性疾患にかかっていることが考えられるため、精密検査を受けて体に病気がないか調べる必要があります。

要するに、早死にしてしまうような重い病気が原因でＨＤＬは大きく低下するのです。しかし、ＬＤ

コレステロール値

280～	⇒高度高コレステロール血症
240～279	⇒高コレステロール血症
130～219	
～129	⇒低コレステロール血症

Ｌも一緒に考えてはなりません。ＬＤＬも高いほうが長生きすると錯覚することは危険です。

◆大切なのは、「血管がきれいなのか」ということ

余ったコレステロールが回収されなければ、ＬＤＬが血管に溜まって動脈硬化を悪化させてしまいますが、動脈硬化の一番の危険因子は加齢です。

ツルツルの若い血管にはＬＤＬもこびりつきません。そのため、血液中の脂肪ばかりでなく、血管にこびりついた脂肪も観察することが大切だというのが私の意見です。

コレステロールを下げるか上げるかを考えるより先に、動脈硬化のレベルを調べるほうが先決だというわけです。

◆若いうちは、コレステロールが低いのは危険

血管にこびりついたＬＤＬが高度なら、すなわち動脈硬化が進んでいるなら、血液中のＬＤＬは低く管理しなければなりません。

しかし血管のきれいな若いうちは、コレステロールは高くても構わないのです。むしろ、コレステロール値が低くて身体機能が低下してしまうほうが問題かもしれません。

コレステロールは、細胞を作ったり潤滑油のような働きをしたりする重要なものですから、少なすぎては困ります。ですから、この時期までは「コレステロールは低いとダメ」なのです。

もっと年を取っていても、動脈硬化がないのであればコレステロールを低くするより、栄養を多く摂ることを優先させましょう。

◆中高年は、コレステロールは低いほうがよい

ところが中高年に差しかかると潮目が変わります。動脈硬化が強くなってくるからです。こんな時期に血液がドロドロになってしまったら、血栓ができて血管障害が起こりかねません。

45歳から75歳くらいまでは動脈硬化が進行していく時期ですので、やはりコレステロール（ＬＤＬ）は低いに越したことはないのです。**「余り病」が多く発症しやすいこの時期は、ＬＤＬが低いほど病気が避けられるはずです。**

◆老後はコレステロールを高く保つ

そして、80歳前後でまた潮目が変わります。この年齢になると、大きな動脈の動脈硬化がそれ以上進まなくなるからです。

では、動脈硬化が進まなくなるというのはどういうことなのでしょうか？

大きな動脈に動脈硬化が起こると、「粥状動脈硬化」と呼ばれる状態になります。少し難しい話になりますが、血管に入り込んだＬＤＬなどの脂質をマクロファージという白血球が飲み込んで、柔らかいお粥のような形状の動脈硬化ができ上がっていきます。

これを、「プラーク」と呼びます。このプラークは、マクロファージが脂質を飲み込んでどんどん膨らんでいき、最後には破裂して血栓が作られます。血栓は血液をせき止めてしまい、心筋梗塞や脳卒中という恐ろしい病気を引き起こしてしまうのです。

ところが潮目が変わると、プラークはそれ以上膨らまなくなり、徐々に「かさぶた」のような安定したプラークに変わっていきます。こうなると、もうＬＤＬは動脈に染み込まなくなるので気にする必要はありません。

老後は栄養失調が病気の元になりますから、「足りない病」の人はコレステロール（特にＨＤＬ）も低いはずです。コレステロールは血管の修復などにも使われるため、不足しても困るのです。

このように、老後のコレステロールはむしろ高めのほうが、健康寿命が伸ばせるというわけです。

「コレステロールは低いほうがよいのか、高いほうがよいのか？」という問題については、**「その人の年齢、すなわち潮目にそって管理すべき」**というのが、私の結論です。

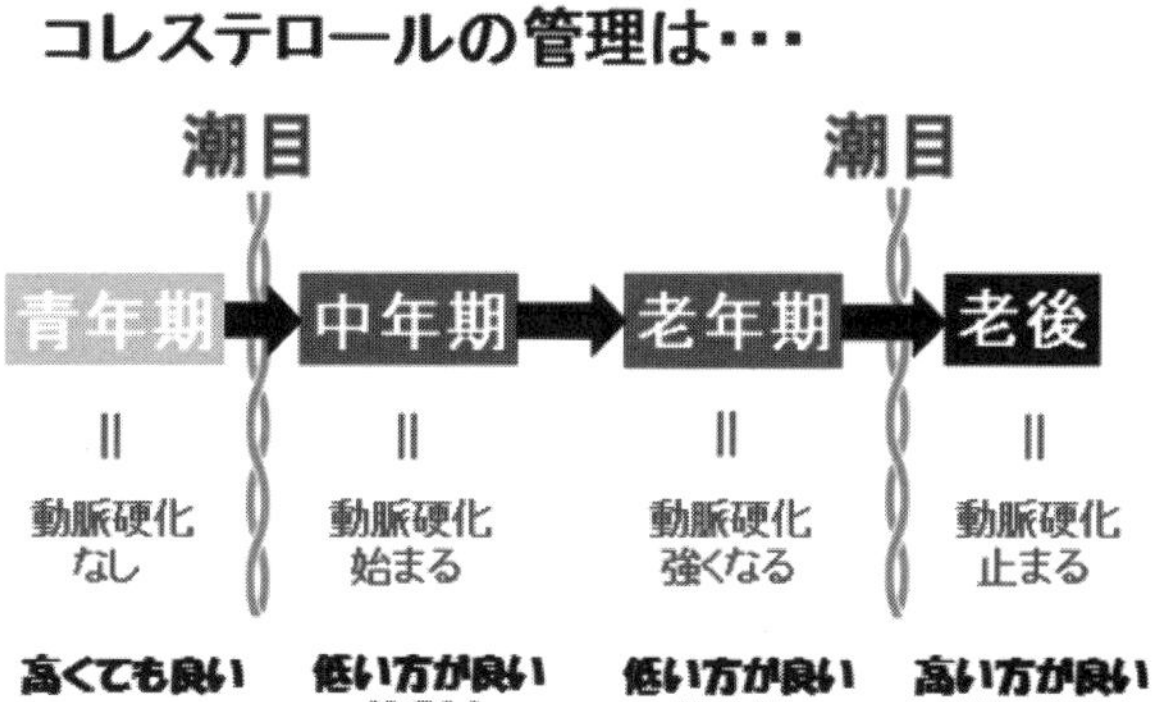

4. 「血糖値が低いほうが長生きする」のウソ・ホント

◆日本人の6人に1人が糖尿病の時代

日本ばかりでなく、世界中で糖尿病が増加しています。日本国内の糖尿病患者は、予備群も合わせると2000万人を超えています。日本の人口が1億2000人前後であることを考えると、6人に1人が糖尿病、または糖尿病予備群だということになります。みなさんが予想した以上に多いのではないでしょうか？

この原因も、やはりメタボが大きく関係していると考えていいでしょう。糖尿病は血液中の血糖値が増えてしまう病気ですが、症状が重くなると、腎不全や失明などの重い症状が表れます。

血液を介して病気を起こすので、特定の臓器や特定の位置だけに病気が起こるのではなく、全身に病気が起こる可能性がある恐ろしい病気なのです。

◆糖尿病は、体の中のゴミを掃除できない「余り病」

また少し難しい話になりますが、ここで糖尿病がどのように起こるのかということについて、簡単に説明しておきましょう。

「糖尿病」と関連して、「インスリン」という言葉を聞いたことがある方も多いのではないでしょうか。インスリンというのは、膵臓で作られるホルモンのことです。インスリンは、血液内で増えた糖質を掃除して体の中に取り込ませる働きがあります。

実はインスリンの働きはそれだけではなく、脳内にある「アミロイド」というタンパク質も掃除する働きがあります。**要するに、インスリンは体内の掃除役で、体内に余りものが溜まって起こる「余り病」を防ぐカギを握っているのです。**

ところが糖尿病になると、このインスリンが十分に働かなくなってしまうのです。糖尿病患者がアルツハイマー病を起こしやすいのはこのためです。

◆「高血糖が寿命を縮める」わけではない？

ただ、糖尿病の症状が重くなったからといって、必ずしも動脈硬化などの障害が起こるとは限りません。実際に私が診察してきた患者さんの中にも、重い糖尿病を抱えているのに80歳を過ぎても元気な方はたくさんいます。

糖尿病は、細小血管と大血管に血管障害を起こします。細小血管障害は網膜症、末梢神経障害、腎症という症状を起こすのですが、これは糖尿病の程度と確かに比例します。

しかし、これらで命を奪われることは少なく、生活が不自由になるだけなのです。一方、大血管に血管障害が起きるとどうなるのでしょうか？　これがいわゆる「動脈硬化」で、これは糖尿病の程度とは必ずしも比例しないのです。

だとすると、血糖値が高いということが、必ずしも寿命を縮めることにはつながっていないと考えられます。これはなぜなのでしょうか？

理由として、糖尿病とメタボとの関係を考えなければならないでしょう。メタボとは、これまでもお伝えしてきたとおり、内臓脂肪が増えて動脈硬化が起こりやすくなる状態です。

そして糖尿病は動脈硬化の危険因子のひとつに過ぎず、他の危険因子の程度が軽ければ、動脈硬化がそれほど進行しないこともあるのだと考えられます。すなわち、糖尿病が動脈硬化を進めるというより、メタボ全体で動脈硬化が進んでいくわけです。

例えば、このように考えてみましょう。高血圧、糖尿病、脂質異常症という3つの病気が、それぞれ単独で動脈硬化を通常の2倍の速さで進めるのだとすると、この3つが重なったとしたら、2倍×2倍×2倍の8倍の速さで動脈硬化が進行すると計算することができます。

「余り病」の時期は、このようにして皆さんが想像しているよりも速く動脈硬化が進んでいくことがあるのです。

そしておそらく、これは動脈硬化に限ったことではありません。病名が同じでも進行の速度に個人差があるのは、こうしたいろいろな要因が複雑に絡み合っているからだと考えてよいでしょう。

◆糖尿病の「潮目」とは

「余り病」は「足りない病」に変わっていきます。掃除するゴミそのものが足りなくなるわけですが、そうなると、糖尿病だけではそれほど動脈硬化は進まない可能性が高まります。**このように考えると、糖尿病のケアにも潮目があるように思います。**

「余り病」の時期である中高年期は、血糖値は低いほうがよいのは明らかです。とはいえ、余りものは血糖ではなく、内臓脂肪と考えるべきです。**そして中高年期では、糖尿病にターゲットを絞るのではなく、メタボのケアに取り組むことが大事です。**

この時期は、例えば意識して毎日７０００歩以上は歩くとか、食事を腹八分以下に抑えるといった心がけも大切です。

◆フレイル期の血糖ケア

潮目が変わって「足りない病」が近づいてきたら、今度はフレイルに注意が必要です。フレイルの時期は、「食べない、動かない」が大きな敵となります。

「足りない病」の時期には、糖尿病であったとしても、動脈硬化はそれほど進みません。血糖値の管理はそれほど厳重にしなくてもいいのです。

むしろ低血糖で認知症が進むほうが危険なので、思う存分食べるべきです。

特に、細胞や各器官を修復する役割を持つタンパク質をしっかり摂りましょう。そうすることで少しくらい血糖値が悪くなったとしても、ゆるめの服薬管理で大丈夫です。

それから、運動することも大切です。「余り病」時代ほどは無理にしても、一日3000～5000歩は頑張って歩きましょう。

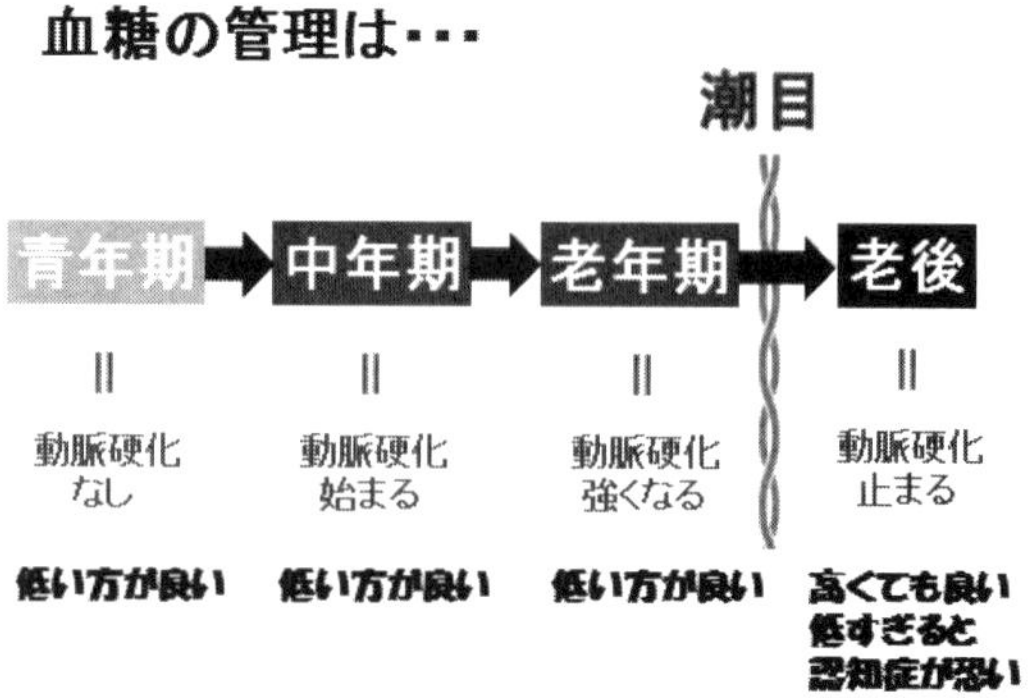

第三章 潮目を読んで、病気を予防する

これまで見てきたように、中高年の主な死因は、ガン、動脈硬化による疾患でした。そして老後を迎えたあたりからは、認知症・心不全・肺炎が襲ってきます。老化の過程で、潮目が大きく変わる時期が訪れるのです。

この潮目を見逃してしまうと、まったく的外れな養生や治療を続けてしまい、よくなるつもりが逆効果にもなりかねません。潮目の判断はしっかりと行ってください。

◆潮目はいつ変わる？

最初にお伝えしたとおり、45歳を過ぎると、中年期（45～64歳）、老年期（65～74歳）、老後（75歳～）と大まかに分類されることになりますが、この年期の変わり目で潮目が変わると考えられます。

中年期になると、青年期（30歳〜44歳）までとは潮目が変わります。そして老年期になると、中年期に招いた病状が加速し、そして老後になると、老年期とガラッと潮目が変わるのです。

中年期、老年期、老後は、以下のような時期だと考えてください。

中年期は「余りものが溜まっていく時期」
老年期は「余りものが『余り病』として発症する時期」
老後は「余りものが減り、足りなくなっていく時期」

すなわち、

中年期は「メタボが始まる時期」
老年期は「メタボが病気を起こす時期」
老後は「フレイルが始まる時期」

ということになるのです。

◆最も大きな潮目は「老年期」から「老後」

さらに大くくりにすると、中年期と老年期を合わせてメタボの時期、老後をフレイルの時期に分類できます。この境界線で、メタボからフレイルへ大きく潮目が変わるのです。

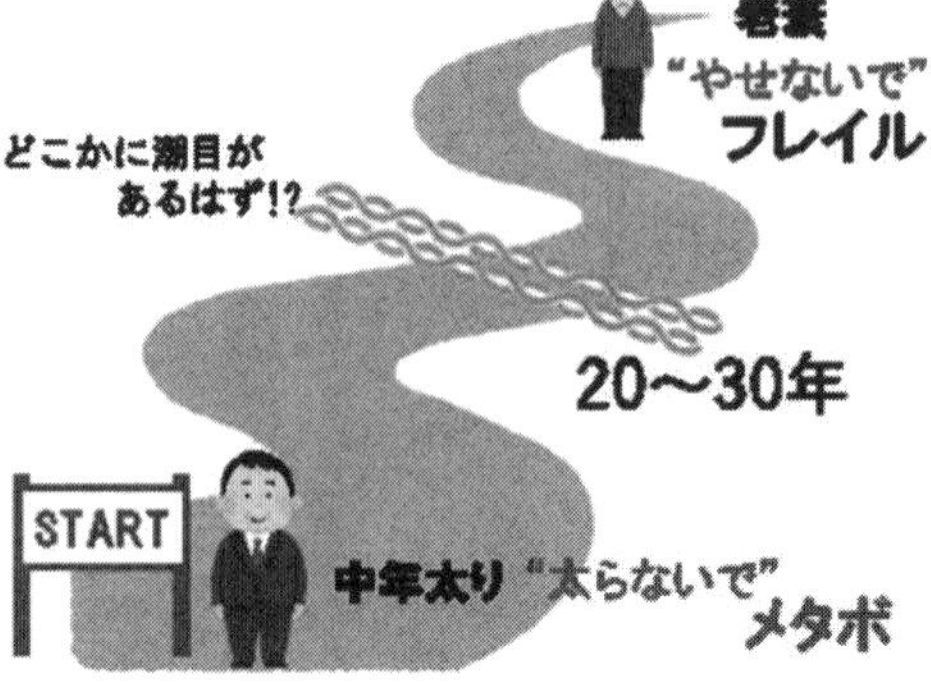

これが一番大きな潮目の変化です。**中年期を過ぎて老年期を迎えたら、そろそろ潮目が訪れることを計算に入れておきましょう。**

とはいえ、中年期と老後は20年から30年も間があります。仮に45歳のときにはメタボもなく、血管もきれいな状態だからといって、20年何も対策をしないとどうなるでしょうか?

もしかすると、55歳を迎えるときには余り病を発症してしまうかもしれません。今が健康だからといって、油断してはならないのです。

とはいえ、何らかの病気の兆候があるとか、再検査で引っかかっているなどでもなければ、毎年必ず健康診断を受けて体の中をくまなくチェックする、という必要性も低いでしょう。

ただ、５年に一度くらいは小さな潮目が訪れるはずです。そこで、中年期以降を５歳区切りで分けてみることを提案します。次の項目からは、５歳区切りでそれぞれの年代に起こりやすい病気の例やチェックポイント、予防法を具体的に紹介しました。

後に詳しく解説しますが、70歳前後には「物忘れ」の症状が強まってきます。物忘れが進行すると、認知症（特にアルツハイマー病）につながってくるのですが、おそらくこの「物忘れ」の段階が、フレイルの始まりになるものと考えられます。

大きな潮目と小さな潮目

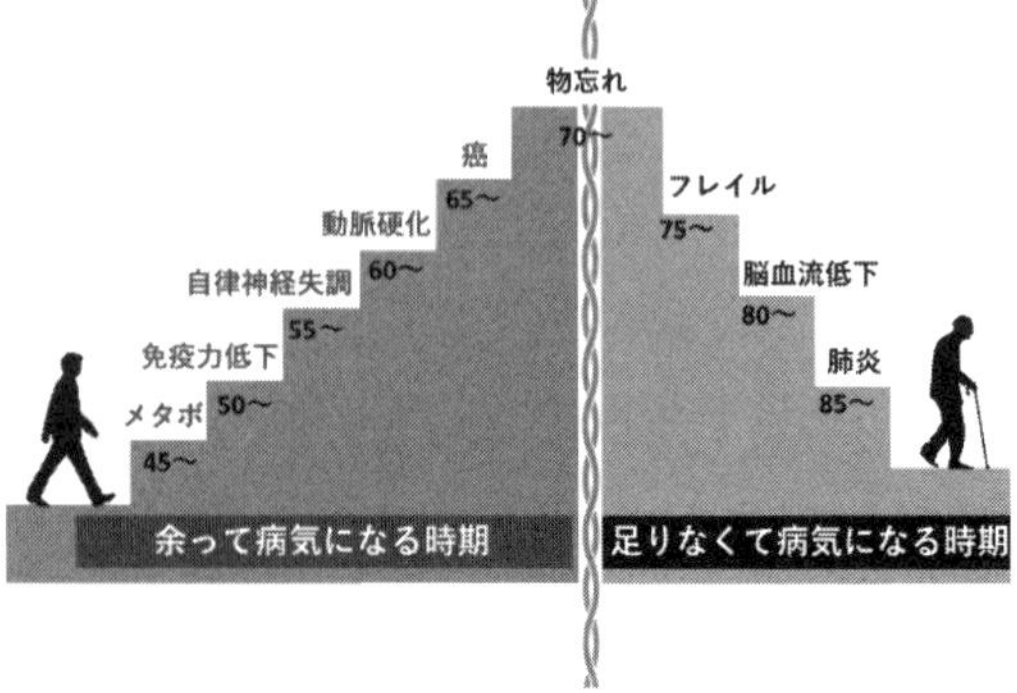

必ずしもこの年齢のときにこうした病気が起こるというわけではありませんが、１つの目安として見ていただければと思います。

もちろん、必ずしも私が提案したとおりに潮目をチェックする必要はありません。「45歳だけどガンが気になる」という方は、45歳でガンの予防法を実践してもよいでしょう。大切なことは、定期的に潮目をチェックして病気を予防するということです。

５年に一度は自分の体調をチェックして、上手に潮目を乗り切りましょう。本書があなたの一生を通して役立つガイドになれれば幸いです。

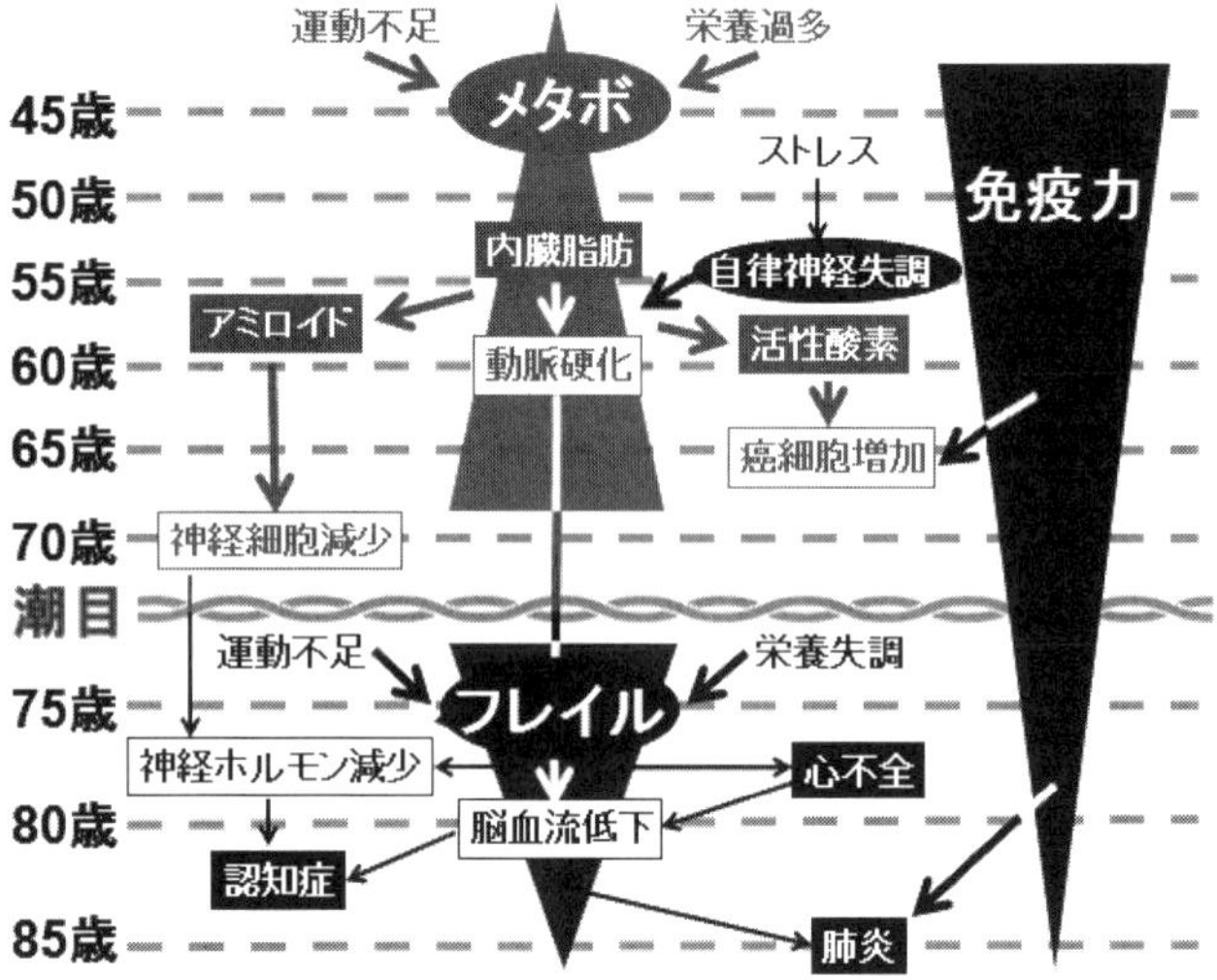

【図】100 歳時代のシミュレーション

45歳でメタボをチェック

◆45歳になったらメタボが始まっていないか確かめる

100歳時代を元気に乗り切りたいと考えたとき、最初の曲がり角は、中年期（45歳くらい）から訪れます。

「最近疲れやすくなった」とか、「昔みたいに痩せなくなった」という声が聞こえ始めるのがこの時期で、若い頃のようには食べたものを全て代謝できな

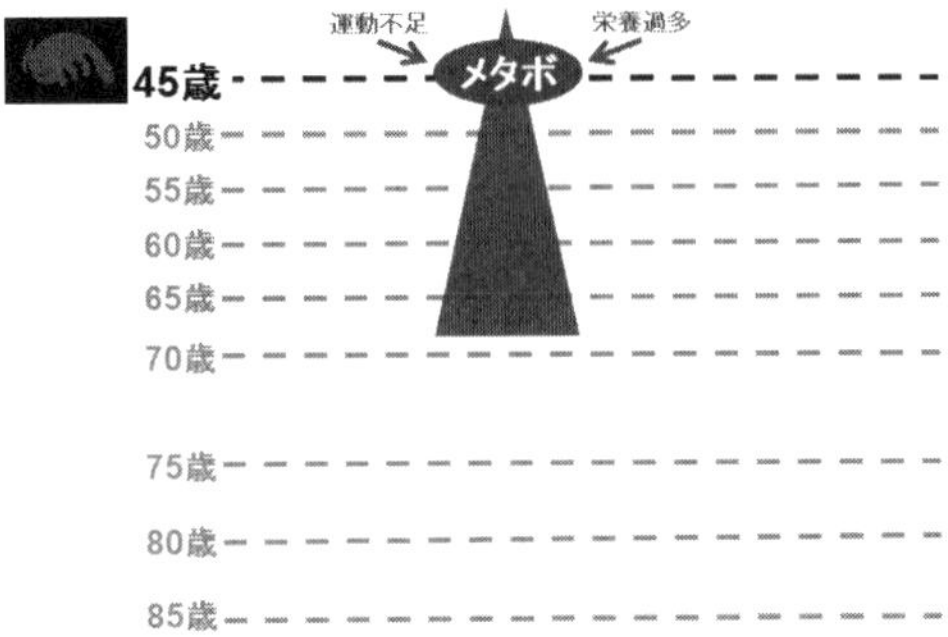

くなります。そして運動不足と栄養過多が相まって、栄養分が体内に余っていきます。

若い頃に比べて太ってきたとするなら、増えた分は脂肪、特に内臓脂肪が主体になっています。それればかりでなく、中年期から老年期にかけては、活性酸素やアミロイドも徐々に増えていきます。

これらの余りものが体の中で腐って（悪性度を増して）、ついには病気（余り病）として襲ってくる場合もあるのです。まだ働き盛りのうちのガンや心筋梗塞、脳卒中、まれには若年性アルツハイマー病などが起こることもあるため、注意しなければなりません。

しかし多くの場合、中年期はそこまでの重病が現れる時期というよりも、その前の予備状態の時期です。**そこで、中年期にさしかかったら、早い段階からメタボが始まっていないか注意しましょう。**

メタボの本質は「内臓脂肪が多い肥満」です。私のクリニックでは、腹部エコーで内臓脂肪厚が10㎜以上の例をメタボと診断しています。

ここからは、一般的なメタボ検診の診断基準とメタボの予防法について紹介します。チェックポイントをみて、当てはまっていないか、まずは確

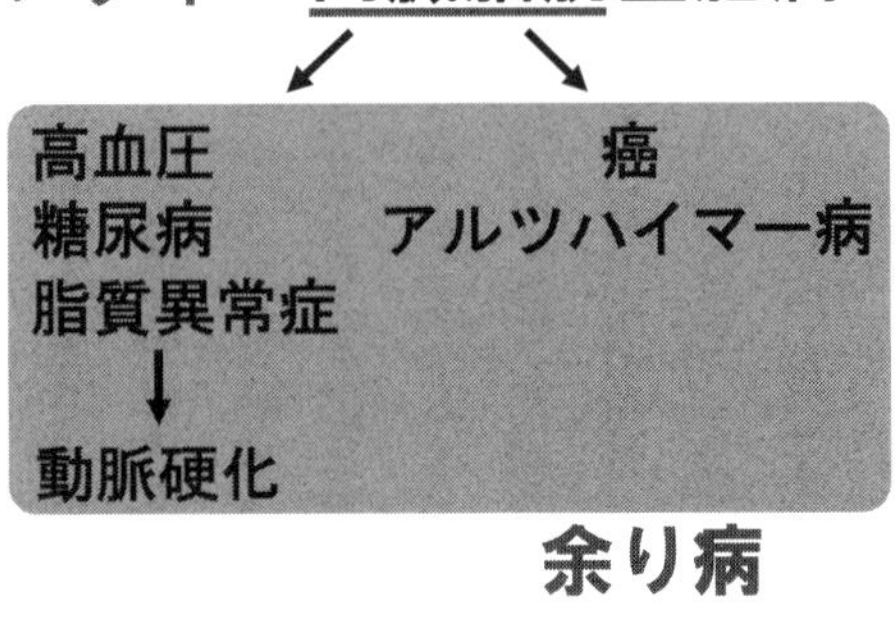

認してみてください。もし当てはまっていたり、兆しがあるということであれば、その先にご紹介した予防法を習慣づけることが大切です。

◆チェックポイント

❶肥満……ウエストサイズ　男性85㎝以上　女性90㎝以上

❷以下の3項目のうち2項目を満たす

・脂質異常症（次のいずれか、または両方）

中性脂肪値　150㎎／dl以上

HDLコレステロール値　40㎎／dl未満

・高血圧（次のいずれか、または両方）

収縮期血圧（最高血圧）　130㎜Hg以上

拡張期血圧（最低血圧）　85㎜Hg以上

・高血糖

空腹時血糖値　110mg／dl以上

◆メタボの予防法①　体重を測る

若い頃よりも太ってきた場合はメタボだとわかりやすいものですが、若い頃と同じ体重であっても要注意です。体重が変わらなければ、脂肪をはじめとする余りものが増えてきたと考えざるを得ないからです。

若い頃と同じ体重なら、やはり食べすぎなのです。患者さんの中には「そんなに減らすと栄養失調になるのではないか」と心配する方もいますが、栄養失調を心配する必要はありません。

◆メタボの予防法② 腹七分を心がける

中年期のみなさん、食事量は若いときに比べて増えていませんか？　中年期を迎えたら、毎日の食事は「物たりない」くらいの食事量に抑えましょう。

目安は腹七分。腹八分よりもかなり少なめです。それ以上は体の中で余ってしまい、余り病につながると自覚してください。

どうしても食べたいなら、腹一分につき３０００歩の運動と引き換えにすることです。３食ではなく２食にする人もいますが、回数を減らして１食の食事量が増えてしまうくらいなら、３食のままにして分量を減らすようにしましょう。

◆メタボの予防法③　1日7000歩前後は歩く

メタボを予防するためには、食事量を減らすだけではなく、運動量を増やすことも大切です。内臓脂肪は有酸素運動で燃やしやすいからです。さらに、適度な運動によって活性酸素を減らすことができます。

運動といっても、スポーツジムに通ったり、毎日ジョギングしたりする必要はありません。**ただ歩くだけでいいのです。**目安は、1日1時間。10分歩くと1000歩くらいになりますから、1時間歩けば6000歩になります。食べすぎたときは、さらに3000歩くらい追加しましょう。

もちろん、余力があればトレーニングなどをして、筋肉を増やすようにするとさらに効果的です。筋トレは散歩では補えない筋肉の強化が期待できるからです。

◆メタボの予防法④　歩けなかった日の夕食は半分に減らす

運動をほとんどしなかった日は、消費するエネルギーも少ないものです。朝、昼の食事は普段どおりでも、夕食は半分に減らすくらいでちょうどいいのです。**「歩かないなら食べない」**が大原則です。

◆メタボの予防法⑤ 肉は控えて青魚、野菜、根菜類、海藻類

飽和脂肪酸を多く含むお肉ですが、飽和脂肪酸は体の中で固まってしまうため、摂りすぎると動脈硬化の原因にもなります。

一方、魚の油や植物油は、体の中で固まらない不飽和脂肪酸を多く含んでいます。日本食には魚、豆、野菜、海藻が豊富に含まれています。せっかく日本に生まれたのですから、日本食を見直しましょう。ただし、日本食は塩分が多めですから、塩分は控え目にすることが大切です。

◆メタボの予防法⑥　歯周病のケア

意外に思われるかもしれませんが、メタボの予防法として大切なのが、歯周病のケアです。

歯周病菌は毒素を出しますが、それが血中を伝わって内臓脂肪を刺激することがわかっています。歯周病菌は毎日の歯磨きだけでは十分に取り除けないため、歯科で定期的にマウスケアを行いましょう。

メタボによい食材は？

①代謝を上げる食材

・アリシン：ねぎ、ニラ、にんにく

・ジンゲロール：生姜

②脂質、糖質の代謝を整える食材

・ビタミンB：豚肉、ブロッコリー、卵、レバー、ゴマ

③脂肪を処理する食材

・食物繊維：野菜、海藻、豆、イモ、キノコ

・EPA：青魚

◆メタボの時代は「まごわやさしい」

メタボを予防し、改善するためには、内臓脂肪を減らす食材を選ぶことが基本です。「まごわやさしい」は内臓脂肪を減らす食材なのです。メタボを乗り切れば、〝やさしい孫〟にも巡り会えるというわけです。

タンパク質は魚、豆を主体に。糖質、脂質は控え目に。脂質は肉より魚が原則です。野菜、海藻、キノコ、イモは食物繊維ですが、食物繊維は脂肪を腸から押し流してくれるだけでなく、ビタミン、ミネラルが多く、脂質の代謝を助けます。代謝を上げるために、生姜、唐辛子を添えるとなおよいでしょう。

ま＝豆：タンパク質
ご＝ゴマ：ビタミンＢ
わ＝ワカメ：食物繊維
や＝野菜：食物繊維
さ＝魚：ＥＰＡ
し＝生姜：代謝を上げるジンゲロール
い＝イモ：食物繊維

50歳で免疫力をチェック

◆50歳になったら免疫力が落ちてきてないか調べる

免疫力が強いと、体にウイルスや病原菌が入ってきても退治してくれます。**しかし、免疫力は40歳を過ぎた頃から低下していきます。**臓器の中で最も早くから老化がみられるのが、まさに骨髄、脾臓、胸腺といった免疫を司る臓器なのです。

そこで、10年過ぎた50歳くらいのタイミングで、免疫力が低下していないかどうかを調べておきましょう。

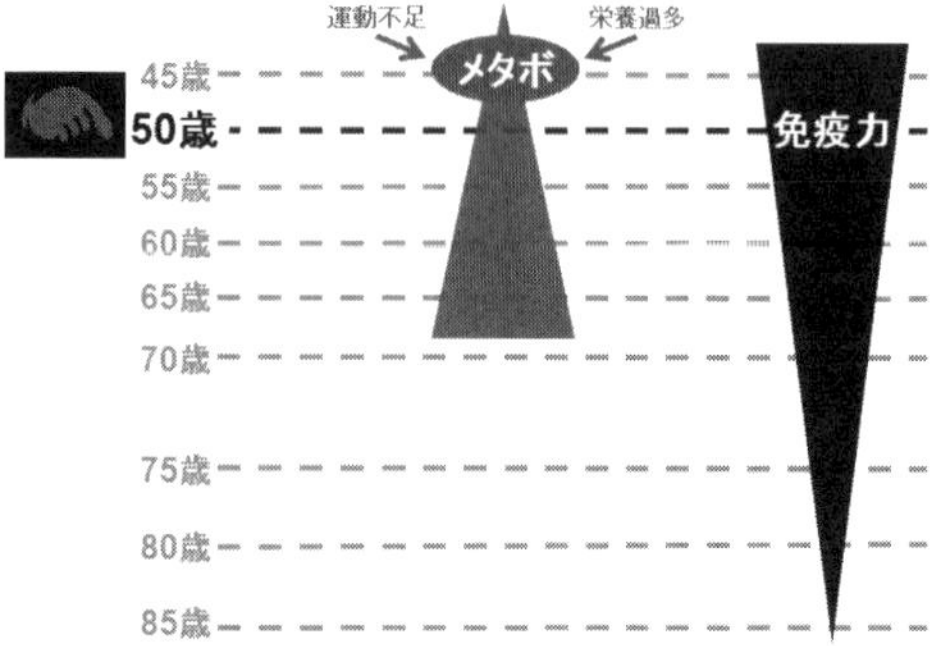

免疫力が下がることによっていろいろな病気が引き起こされますが、中でも恐ろしいのが、ガン(悪性腫瘍)です。

ガン細胞は、毎日私たちの体内で生まれています。しかし、これが必ずしもガンにつながるようなことはありません。なぜなら、免疫の力がガン細胞を退治しているからなのです。もしも免疫力が低下したら、ガン細胞はどんどん増殖して、ついにはガンとして牙をむくのです。

小さなガン細胞が育ってガンという病気にまで達するまでに、何年もガン細胞と白血球の戦いが繰り広げられているのです。

メタボになると、活性酸素が体内で増えていき、正常な細胞の中に入り込んでガン細胞に変えてしまいます。**メタボによって増えたガン細胞を抑える免疫力が弱ってしまったら、ガンが発症してもおかしくありません。**

免疫力のチェックをするときに重要なのが、白血球の数値です。体外からウイルスや細菌が侵入してきたり、体内でガン細胞が増殖したりしているときに、これを抑えるのが白血球です。

白血球は顆粒球、リンパ球、単球に分かれていますが、特にリンパ球が免疫機能の主体です。免疫力が下がってしまうのは、主にリンパ球が加齢とともに減っていくからです。**リンパ球が安定して低い状態の場合は、ガンなどの何らかの疾患が隠れている場合があります。**

◆チェックポイント

ここでは、免疫力低下の原因や結果についてご紹介します。もしもこれらに1つでも当てはまることがあれば、ガン検診を受けるのが望ましいでしょう。

❶倦怠感
❷微熱が続く
❸風邪を引きやすい、治りにくい
❹平熱が35・9度以下
❺食欲がない
❻よく酒を飲む
❼食事が不規則
❽タバコを吸う

❾血液検査で総蛋白が6・5以下
❿血液検査でリンパ球が25％以下

◆免疫力低下の予防法① 活性酸素を増やさない

活性酸素は「体内のサビ」といわれるように、加齢とともに増えていきます。加齢は仕方ありませんから、その他の外的要因を少しでも減らして活性酸素をできるだけ増やさないようにすることが大切です。

外的要因としては、メタボの他に、ストレス、化学薬品、紫外線、タバコ、アルコールの多飲などが挙げられます。心当たりのある人は、これから気をつけていきましょう。

◆免疫力低下の予防法② 運動は適度に、楽しく

内臓脂肪も活性酸素を増やしますから、内臓脂肪を減らすことも大切です。過食に加えて運動不足はいけません。ただ、だからといって激しい運動をすると、逆に活性酸素を増やしてしまうので要注意です。

それに「運動しなければならない」と考えてしまうとストレスにつながりますが、ストレスも内臓脂肪を増やします。**そこで、運動するなら適度に楽しくが大事です。**運動することによって代謝もよくなり、活性酸素も体外へ吐き出されます。ニコニコ運動の習慣を身につけましょう。

◆免疫力低下の予防法③　抗酸化物質を摂る

活性酸素を抑えたり取り除いたりするのが「抗酸化物質」です。抗酸化物質を摂ることも、免疫力低下の予防になりますから、これらの食材をバランスよく摂りましょう。抗酸化物質としていろいろな食品が宣伝されていますが、代表はビタミンＥです。また、できるだけ加工品ではなく自然に近い形で食べることが大切です。

◆免疫力低下の予防法④　腸内環境を整える

腸は食べたものを消化する働きをしますが、実は重要な免疫器官でもあるのです。免疫力の７割くらいは、腸が役割を担っています。

腸内の善玉菌を増やすことが、免疫力を高めることにつながります。そこで、ビフィズス菌などの乳酸菌や発酵食品、食物繊維、オリゴ糖などを摂り、腸内環境を整えていきましょう。

◆免疫力低下の予防法⑤　タンパク質を摂る

免疫力を司る白血球は、タンパク質が主成分となっています。そこで、もしも免疫力が低下していると感じるときは、肉、魚、豆（特に魚と豆）をしっかり摂ることが大切です。

無理に食べては腸に負担がかかるので、腸に負担がかからないよう、しっかり噛んで、ゆっくり少しずつ食べるようにしましょう。また、白血球を活性化する働きを持つビタミン（A、E）やミネラルも積極的に摂るようにしてください。

◆免疫力低下の予防法⑥ 体を温める

白血球を活性化するためには、体の深部を温めることも大切です。10分以上湯船に浸かることで体の芯まで温められます。温泉に浸かるのもいいでしょう。ただ、シャワーや数分の短い入浴では体の表面しか温められず、免疫力を高めるまでにはいたりません。

◆免疫力低下の予防法⑦　自律神経を整える

自律神経のうち、副交感神経がリンパ球、交感神経が顆粒球を増やすことが知られています。免疫の主役であるリンパ球を増やすためには、副交感神経を元気にする必要があります。

どのように自律神経を整えて自律神経失調症を予防するかということについては、次の55歳の予防法で説明します。

免疫によい食材は？

①腸内環境を整える食材

・乳酸菌：ヨーグルト（ビフィズス菌）

・発酵食品：納豆、味噌、ヨーグルト

・食物繊維：野菜、海藻、豆

・オリゴ糖：大豆、ゴボウ、アスパラガス

②白血球の元になる食材

・タンパク質：肉、魚、豆、卵

③白血球を活性化する食材

・ビタミンA：ほうれん草、レバー、にんじん

・ビタミンE：ナッツ、カボチャ、マグロ、うなぎ

・ビタミンC：キャベツ、レモン、アセロラ
・ミネラル：アーモンド、ワカメ、ほうれん草、玄米

④活性酸素を減らす食材（抗酸化物質）
・ビタミンE
・ビタミンC
・ポリフェノール：チョコレート、ワイン、緑茶、果物
・カロテノイド：トマト、ピーマン、ナス、カレー
・アリシン

◆免疫力が下がってきたら「あいがうまれたよ」

乳酸菌、発酵食品、食物繊維、オリゴ糖などで腸内環境を整えましょう。「あいがうまれたよ」はこれらの食材を多く含みます。

その他、免疫の主役である白血球（リンパ球）を増やすタンパク質や、白血球を活発にするビタミン・ミネラル、そして抗酸化物質の摂取も心がけましょう。

さらに、免疫力を高めるには適度に運動して体を温めることも大切です。〝愛が生まれた〟ときのように、体内がポカポカ温まるとよいのです。

あ＝アスパラガス：オリゴ糖
い＝いわし：タンパク質、カルシウム
が＝カボチャ：ビタミンE
う＝うなぎ：タンパク質、ビタミンE
ま＝豆：タンパク質、食物繊維
れ＝レモン：ビタミンC
た＝卵：タンパク質
よ＝ヨーグルト：発酵食品

55歳で自律神経をチェック

◆55歳になったら自律神経失調が起こっていないか調べる

メタボや免疫力低下の次にチェックしておくべきことは、自律神経失調についてです。自律神経失調になってしまっていたがために、一気に動脈硬化やガンなどの余り病が発症してしまうこともあるからです。

中年も真ん中に差しかかった55歳頃は、念のために振り返ってみましょう。

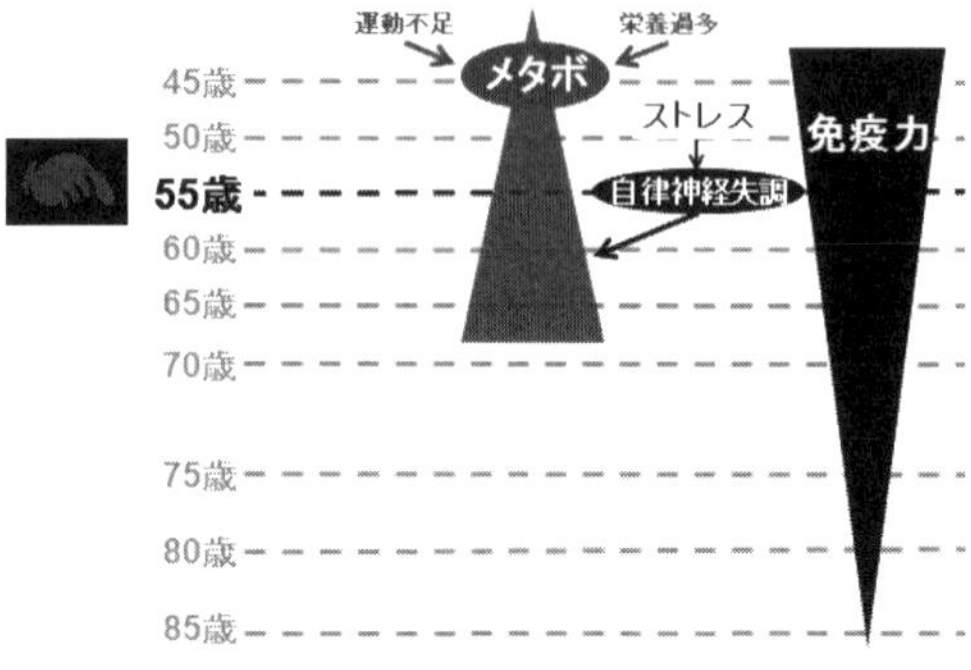

◆自律神経とは

自律神経は、内臓を正常に動かしている末梢神経です。自律神経は体の各機能をつなぐテレビの電線のような役割を果たしています。どんなに性能のいいテレビでも電線が壊れると映像は映らなくなりますが、その状態が自律神経失調症という状態なのです。

もう少し詳しく説明しましょう。自律神経には「交感神経」と「副交感神経」という2つの種類がありますが、この2つは正反対の働きをします。交感神経は昼間活動するときに働き、内臓の働きを活発にします。一方、副交感神経は夜間休息するときに働き、内臓を休めます。

しかし自律神経失調症になってしまうと、交感神経が強まって副交感神経が弱まった状態になってしまうのです。そのため、内臓は休まらず、いろいろな内臓疲労の症状が現れます。これが、場合によっては内臓疾患につながってしまうのです。

◆自律神経失調症の原因はストレス

ストレスはまず心（脳内）に溜まりますが、その結果として「不安」が生まれます。また、ストレスが脳に溜まっていくと、うつ病などの神経症を発症することがあります。夜型生活、運動不足、過重労働なども、広い意味ではストレスにつながります。

ストレスは精神的なものだと思われがちですが、ストレスが心から内臓にこぼれ落ちて内臓を弱らせる場合があります。これが自律神経失調です。**ストレスがあれば自律神経失調が起きるとは限りませんが、ストレスで内臓病が起こったとしたら、自律神経失調症を疑うべきです。**

そして、ここでもメタボが関わってきます。**メタボに自律神経失調症が加わると、疾患が起きる速度が速まるのです。**これはどういうことなのでしょうか。

自律神経失調（副交感神経の低下）によって体内の有害物質が体外へ運び出せなくなると、有害物質が体内で腐ってしまいます。「腐る」というのは悪性度が増すことです。その結果、動脈硬化やガン、アルツハイマー病を引き起こすことがあるというのは、先ほども説明したとおりです。

◆チェックポイント

以下の3項目を満たすと、自律神経失調症と診断することができます。

❶自律神経失調の誘因がある
ストレス、夜型（不規則）生活、運動不足、過重労働など

❷内臓疲労症状を認める
動悸、フラツキ、たちくらみ、発汗、不眠倦怠感、血圧上昇（変動）、頭痛、肩こり、便通異常、その他

❸自律神経機能検査に異常がある
血圧、心拍変動、発汗などから算出した交感神経、副交感神経の数値

◆自律神経失調症の予防法① 時間に追われない

自律神経失調症の主な原因はストレスです。現代人の生活は時間との戦いで、時間に追われることでストレスが生じることも多いものです。そこでストレスを減らすため、時間の使い方を考え直すことから始めてはいかがでしょう？

余裕を持って、時間をゆっくり使うように心がけましょう。「無理して頑張れば10の仕事ができるけど、7くらいにしておこう」など、ゆとりを持って生活するほうが自律神経には望ましいのです。

◆自律神経失調症の予防法② タンパク質を摂る

ストレスがあるときには、タンパク質が多く消費されます。タンパク質の元となる肉、魚、豆が不足すると、身体ばかりでなく脳も元気がなくなっていきます。

人間は1日60 gくらいのタンパク質が必要です。豆腐や納豆などで上手にタンパク質を摂りましょう。また、夜は明日に備えて体と心をリセットする時間なので、タンパク質は夜に重点的に補充するとよいでしょう。タンパク質の代謝を助けるビタミンやミネラルもしっかり摂ってください。

◆自律神経失調症の予防法③　自律神経の元はビタミンB

ストレスを減らしたら、次に自律神経そのものを修復しなければなりません。自律神経の主成分はビタミンB12ですから、自律神経が新しく作り換えられるには、B12を主体としたビタミンBが必要です。

ビタミンB12は魚介類に多く含まれています。**また、これから新しく作り換えるのですから、1日に必要とされている量だけでは足りません。**1日の必要量よりも少し多めに摂るようにしましょう。

◆自律神経失調症の予防法④　我慢しないこと、吐き出すこと

自律神経失調は一般に交感神経が副交感神経よりも優位になっている状態です。**副交感神経を回復させるためには、我慢しないで吐き出すことが必要です。**

自律神経失調症の患者さんはどちらかというと、忍耐強くグッと我慢し、内側に溜め込む性格の人が多いようです。以前、「ＮＯと言える日本人」というのが流行ったことがありますが、「これは嫌だ」とか、「自分はこう思っている」という気持ちを吐き出すことで、副交感神経を回復に向かわせることができるでしょう。

◆自律神経失調症の予防法⑤ 週に4、5回ニコニコ散歩

自律神経失調の予防には、楽しんで散歩をする「ニコニコ散歩」がオススメです。知らない所を歩いてみる、誰かとおしゃべりしながら歩く、美味しそうな店があれば立ち寄ってみるなど、楽しみ方はいろいろあります。

歩くことだけでも自律神経には有効ですが、ニコニコしながら散歩ができれば、その効果は倍増するはずです。

◆自律神経失調症の予防法⑥　夜型生活を改める

時間に追われる現代人は、どうしても夜型になりがちです。夜遅くまで仕事を続けたり、テレビやスマホを見続けたりしてしまい、夜更かししてしまうのです。

夜間は副交感神経が活発になるので、休息モードに変わっていきます。ところが夜型の人は夜間でも交感神経が活発で、副交感神経はなかなか主役になれないのです。

夜型生活を続けると、自律神経失調が起こる確率が高くなってしまいます。夜型生活を改めて、規則正しい生活習慣を身につけることが大切です。

◆自律神経失調症の予防法⑦　1日10回は大笑いする

副交感神経を元気にするためには〝吐き出すこと〟が大切です。しかし、ただ微笑むだけでは体内の有害物質は吐き出せません。そこで、せっかく笑うのならば声を出して大笑いするようにしましょう。

おかしくなくても大笑いするのは体によいそうです。1日10回はしっかり笑うとよいでしょう。笑うだけでなく、大げさに泣く、怒るなど、感情を外に出すことも効果的です。**感情を内側にしまい込まずに、外へ出すことが大切なのです。**

◆自律神経失調症の予防法⑧　1日100回深呼吸

今、自分の呼吸を少し意識してみてください。深く息を吸い込めていましたか？　集中して何かをしていると、知らない間に息を止めてしまっていることがあります。現代人の多くは、呼吸も浅いのではないでしょうか。

息を吐くことは副交感神経を活性化します。一方、息を吸うと交感神経が強くなります。**そこで、吸うのは少しにして、吐くことを多めにして深呼吸してみてください。**しっかり息を吐くことを、1日100回を目安に続けてみましょう。

◆自律神経失調症の予防法⑨　湯船に10分以上浸かる

忙しい毎日の中では、食事や入浴などをさっさと済ませてしまっていることが多いものです。長時間お風呂に入れないのは、熱いからというより、ジッとしているのが耐えられない、忙しくて時間がないという面が強いのではないでしょうか。

お風呂に入るときはしっかり湯船に浸かりましょう。10分以上浸かると熱は体の芯まで伝わり、深部体温が上がります。〝内臓を温める〟ことを目標にしてください。

◆自律神経失調症の予防法⑩　発酵食品を摂る

腐ったものを食べると、副交感神経はそれを吐き出そうとして働き、結果的に元気になります。

本当に腐ってしまったものを食べると下痢や嘔吐などをひきおこしてしまい、体にはよくないものですが、味噌、納豆、ヨーグルトなどの「上手に腐った」発酵食品は積極的に摂りましょう。

これらの食品は朝に食べる人が多いと思いますが、**副交感神経の活動が活発な夜に食べると、さらに副交感神経が元気になります。**

◆自律神経失調症の予防法⑪
渋い食べ物、酸っぱい食べ物、温かい食べ物を摂る

渋い食べものや酸っぱい食べものを食べたときも、吐き出そうとして副交感神経が働きます。そのため、これらの食べものも自律神経失調の予防に適しています。

また、温かい食べものは深部体温を上げる働きをします。深部体温が上がりすぎたときは、熱を体の表面に逃がすために末梢血管が広がります。末梢血管の拡張は副交感神経の働きなので、温かい食べものは副交感神経の働きを促すことになるのです。ぜひ積極的に食べましょう。

自律神経によい食材は？

①ストレスで消費される食材
・タンパク質
・ビタミンB
・ミネラル：アーモンド、ほうれん草、ワカメ、玄米

②自律神経を作り変える食材
・ビタミンB12：魚介類、ノリ
・ビタミンB

③ストレスに強くなる食材
・トリプトファン：納豆、米、牛乳

④副交感神経を元気にする食材
・発酵食品

◆自律神経失調には「なまけとらんの」

自律神経には「なまけとらんの」がオススメです。まずは、自律神経の材料となるビタミンＢ12や代謝を司るビタミンＢ群を摂りましょう。ストレスを受けるとタンパク質が失われるので、できれば魚、豆、卵を食べてタンパク質を摂ることが大切です。

また、タンパク質の代謝を進めるビタミンやミネラルもバランスよく摂りましょう。副交感神経を元気にする発酵食品も大切です。副交感神経は夜に活発になりますから、納豆やヨーグルトは夕食や夜に食べるとよいでしょう。

自律神経にはメリハリのある生活が大切です。のんびりする時間も必要ですが、ダラダラしてばかりではいけません。〝なまけとらん〟ように気をつけましょう。

な＝納豆：発酵食品、トリプトファン
ま＝マグロ：タンパク質
け＝玄米：ビタミン、ミネラル
と＝豆腐：タンパク質
らん＝卵：タンパク質、ビタミンＢ２
の＝ノリ：ビタミンＢ12

60歳で動脈硬化をチェック

◆60歳になったら動脈硬化が進んでいないか検査する

40歳くらいから、血管は加齢とともに硬くなっていきます。加齢以外にも、高血圧、糖尿病、脂質異常症、肥満、タバコ、ストレスなどによっても血管は硬くなります。これが動脈硬化です。そして血管が破れたり詰まったりすると血管障害が起こります。

動脈硬化の怖さは、血管障害を起こすまではほとんど無症状だということです。一瞬で血管障害が起き、そし

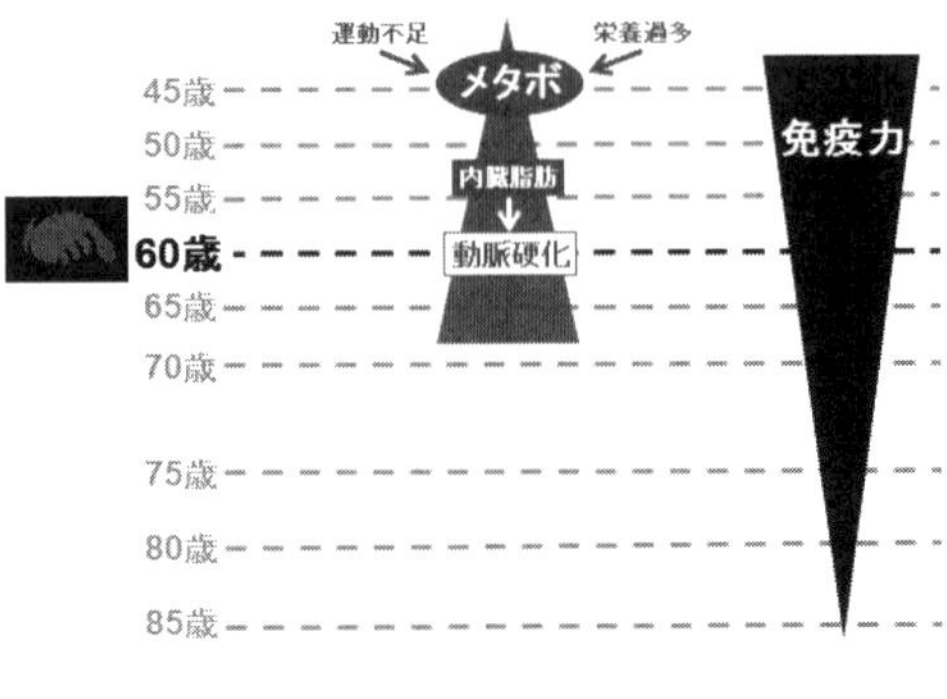

てひとたび起こってしまうと、ほとんどの場合元通りには戻れません。血管障害は「静かな殺し屋」というわけです。

◆血管の中にどれだけゴミが溜まっているかを調べよう

硬くなった血管の内側には、ゴミが溜まりやすくなります。その代表が悪玉コレステロール（ＬＤＬ）です。ＬＤＬはコレステロールを動脈に運ぶトラックのようなもので、硬くなった血管に入り込んでコレステロールを捨てていきます。

血管の中でコレステロールが集まって腐ったものを「プラーク」といいますが、このプラークは動脈の内側に溜まり、内腔を狭めていきます。ジュースとストローをイメージしていただけると、わかりやすいかもしれません。

例えドロドロのジュースであっても、ストローがデコボコしていなければスムーズに流れていきます。しかしストローがデコボコしていたら、ドロドロのジュースはそこら中に詰まってこびりついてしまいます。

同じことが、動脈硬化が進行している血管にも起きているのです。動脈硬化の進んだ血管には、サラサラの血でなければ危険なのです。そこで、60歳くらいになったら血管の中で動脈硬化が進んでいるかどうかを調べておきましょう。

プラークが多ければ、それ以上血管にこびりつかないよう、LDL値を下げなければなりません。プラークを含む動脈硬化のレベルは、脈波図検査（PWV）や頸動脈エコーをはじめとする検査で調べることができます。

ＰＷＶの値は年齢とともに大きくなっていき、数字が大きいほど血管が硬いということになり、血管が破れたり詰まったりする危険性が増えます。**もしＰＷＶの値が高ければ、要注意です。**

血圧や血液の数値が危険なレベルであれば、薬での調節が必要な場合があります。しかし、根本的に改善するためには、メタボを抑えることが何よりも大切です。高血圧、糖尿病、脂質異常症などの氷山の水面下にメタボが隠れているのです。

これまでにもお伝えしている「メタボ予防法」が動脈硬化の予防につながります。

◆チェックポイント

❶危険因子のチェック
　高血圧、糖尿病、脂質異常症、タバコ、ストレス

❷スクリーニングの動脈硬化検査
・脈波図検査（ＰＷＶ）：心臓の拍動が手足に伝わる伝播速度で動脈の硬さを評価する。速度が速いほど動脈が硬いといいえる。
・頸動脈超音波検査：頸動脈にエコーをあてて、動脈硬化の程度（内中膜厚、プラークや頸動脈血流）を測定する。

❸その他の動脈硬化検査（下図）

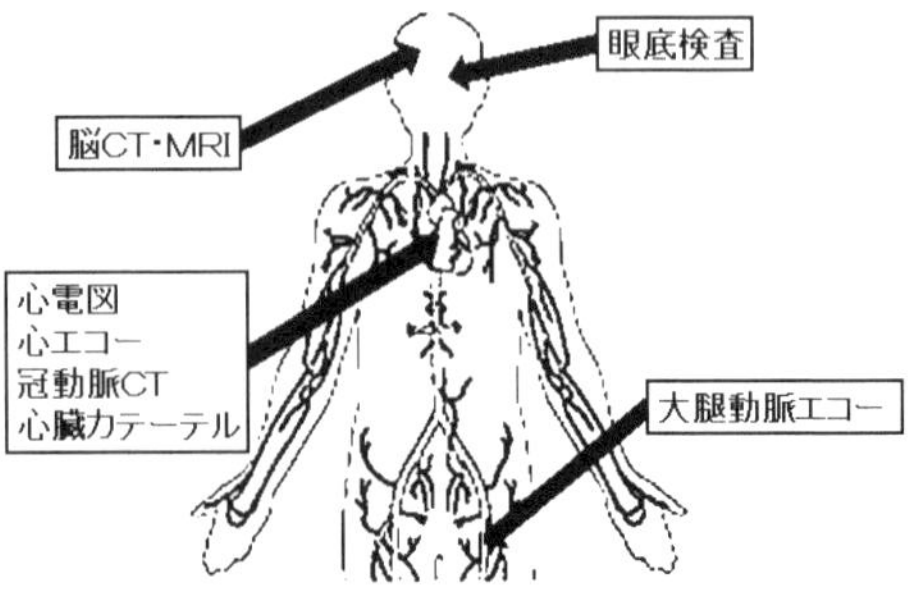

◆動脈硬化の予防法① メタボの管理

先ほども説明したとおり、動脈硬化の予防として大切なのがメタボの管理です。

メタボになると、体に溜まった内臓脂肪から、高血圧・糖尿病・脂質異常症などの動脈硬化を引き起こすホルモンが分泌されます。そうして徐々に動脈硬化が進行していくのです。

初期の頃は無症状ですが、「異常がないから大丈夫」と思って油断していると、脳梗塞や心筋梗塞のような致死的な血管障害が発症してしまいます。**メタボをそのまま放置することは、「ゆっくり自殺している」といってもいいほど危険なことなのです。**

◆動脈硬化の予防法② 高血圧、糖尿病、脂質異常症の管理(治療)

すでに高血圧などが進行し、血管障害を起こしそうな段階まで動脈硬化が大きくなってしまったら、とりあえず治療しなければなりません。治療と並行して、内臓脂肪を減らす努力を続けていきましょう。そうすれば、薬は減らしていけます。

◆動脈硬化の予防法③ 禁煙

タバコには、いろいろな害があることが知られています。タバコの煙には70種類もの発がん性物質が含まれており、血管に炎症を起こして血管を傷つけ、活性酸素を増やします。

さらにタバコを吸うことによって一酸化炭素も体内に取り込まれ、血管にダメージを与えます。他にも、ニコチンによって血管が収縮し、血のかたまりができてそれが動脈硬化を引き起こすなど、タバコを吸うことで受ける害は計りしれません。

動脈硬化の予防のために、少しでも早く禁煙に踏み切ることが大切です。

◆動脈硬化の予防法④　ストレス対策、自律神経失調症の予防

内臓脂肪という体内の余りものにストレスや自律神経失調が加わると、動脈硬化がさらに進行し、血管障害の発症にもつながります。余りものが余り病へ進行してしまうのです。

これまでにもお伝えしたように、ストレスを発散し、夜更かしを避ける・感情をため込まないなどの自律神経のケアも心がけましょう。

動脈硬化によい食材は？

①代謝を上げる食材

・アリシン

・ジンゲロール

②脂質、糖質の代謝を整える食材

・ビタミンB

③脂肪を処理する食材

・食物繊維

・ＥＰＡ

◆動脈硬化も「まごわやさしい」

動脈硬化はメタボが原因で起こるわけですから、「まごわやさしい」の食材を摂ることがポイントです。

病気を氷山に例えてみましょう。高血圧の山、糖尿病の山、脂質異常症の山など、いろいろな形の氷山があります。

高血圧の山を高くしないためには塩分の制限が大切です。糖尿病の山を高くしないためには糖質（炭水化物）の制限が、脂質異常症の山を高くしないためには、夕食時に牛肉や乳製品などを制限するなどの対策が必要です。

しかし、全ての氷山に共通しているのは、水面下に内臓脂肪が潜んでいるということです。そのため、根本的な予防法は「内臓脂肪を減らす」ということになります。

65歳でガンをチェック

◆65歳になったらガン細胞が増加してきていないかガン検診を受ける

65歳になったら、ガンのチェックをしておくとよいでしょう。ガンは早期発見が大切なことは間違いありませんが、発症しないに越したことはありません。**ガンの発症を防ぐためには、メタボを抑えて活性酸素を減らすことが最重要です。**

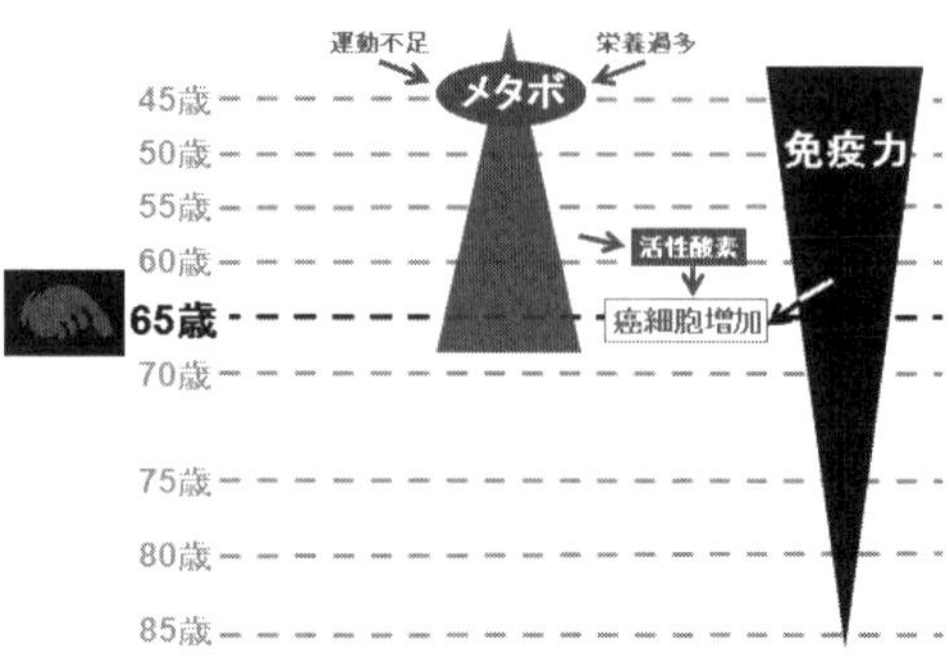

とはいうものの、中年期を過ぎる60歳くらいの頃には、体内にはかなりの量の活性酸素が増殖していると覚悟しなければなりません。

活性酸素の増加に免疫力の低下が加わると、場合によってはガンが発症することになります。**体質的に弱い内臓からガンが出やすいと考えていいでしょう。**もともと胃が弱いのなら、胃炎、胃潰瘍、……胃ガンというように、徐々に悪性化していくのです。

ガンも生活様式の影響を受けます。昔は胃ガン、肝臓ガンが多かったのが、今ではそれらは減少し、代わりに大腸ガン、乳ガン、前立腺ガンが増えてきています。大腸ガン、乳ガン、前立腺ガンは元々欧米諸国に多く、メタボとの関連も指摘されています。

中高年に達したら定期的にガン検診を受けることが望ましいのですが、元気なのにガン検診を受けるというのも、少しためらってしまいます。**そんなときにきっかけにしてほしいのが、血液中のリンパ球の低下です。**

白血球は、ガンなどの外敵が侵入してきたときに外敵を退治する働きをしますが、白血球の中でもリンパ球が「防御」を担当しています。リンパ球の減少は免疫力の低下を意味します。

リンパ球が減少すると代わりに顆粒球が攻撃することになるのですが、顆粒球が外敵を攻撃するときには、ガンの元となる活性酸素が急激に増えてしまうのです。**いわゆる「ガン年齢」に達した方は、リンパ球が低下してきたらガン検診を受けるべきです。**

◆チェックポイント

❶血液検査で判明するガンもありますが（代表は前立腺ガンのＰＳＡ、肝臓ガンのＡＦＰなど）、Ｘ線検査、超音波検査、内視鏡検査がガン検診の主流です。最近は高度な検査法としてＰＥＴ検査も普及してきています。代表的なガン検診の項目を述べます。

・胃ガン：バリウムＸ線検査、胃内視鏡検査
・大腸ガン：検便（↓陽性なら大腸内視鏡検査）
・肺ガン：胸部Ｘ線検査、胸部ＣＴ検査
・子宮頸ガン：内診
・乳ガン：触診、マンモグラフィー
・肝臓ガン：腹部超音波検査、腹部ＣＴ検査、Ｂ型・Ｃ型肝炎ウィルス検査

・胆嚢ガン　　　　　　　：腹部超音波検査、腹部ＣＴ検査
・膵臓ガン　　　　　　　：腹部超音波検査、腹部ＣＴ検査

❷免疫力低下（リンパ球低下）、自律神経失調症はガンの発症を後押しするので、参考にしてください。

◆ガンの予防法①　メタボの予防

これまでも述べてきたとおり、メタボによる内臓脂肪の増加や活性酸素の増加は、ガンを引き起こす危険が高いものです。ガンの予防法として、メタボの予防は欠かせません。

※具体的な予防法……85ページからを参照

◆ガンの予防法② 免疫力低下の予防

人の体の中では、毎日多くのガン細胞が生まれていますが、ガンにならなくて済むのは生まれているガン細胞が免疫力によって押さえ込まれているからです。ガンの予防法として、免疫力が低下しないようにしなければなりません。

※具体的な予防法……99ページからを参照

◆ガンの予防法③ 自律神経失調の予防

自律神経失調症も、ガンの発症に大きくかかわってきます。

自律神経失調では、交感神経が優勢になり、副交感神経が劣勢になります。そして、交感神経は白血球の中でも顆粒球を増やし、副交感神経はリンパ球を増やします。

副交感神経が弱いとリンパ球が低下し、それにともなって、体内に溜まった活性酸素やガン細胞を外へ運び出す力が減ってしまいます。そしてとうとうガンが発症してしまうことになるのです。

※具体的な予防法……114ページからを参照

したがって、ガンの予防としては、メタボ・免疫力低下・自律神経失調症の予防法を組み合わせたものになります。老年期にさしかかったら、中年期よりももっとしっかり予防法を実践しましょう。

◆ガンの予防法④　禁煙

タバコによって引き起こされるガンは肺ガンだけではありません。タバコを吸っている人がなりやすいガンとしては、咽頭ガンや喉頭ガン、食道ガン、肝臓ガンや胃ガン、子宮頸がんなど、多岐にわたります。ガンの予防として禁煙は必須です。

◆ガンの予防法⑤　塩分、アルコール、熱い食べ物、焦げた食べ物の制限

ガンを予防するためには、食事に気をつけることも大切です。例えば、塩分の摂りすぎは胃ガンのリスクを高め、熱い飲みものや食べものは食道ガンのリスクを高めます。熱い食べものは食道の粘膜にダメージを与えるからです。

同じように、アルコールもまたガンのリスクを高めることがわかっています。また、焦げた食べものには発ガン性物質が含まれているため、できるだけ控えましょう。

◆ガンの予防法⑥ 適切な体重の維持（太っても痩せてもいけない）

どれだけ太っているかという指標を表したBMIとガンによる死亡リスクとの関係を調べたあるデータでは、太りすぎ、痩せすぎのどちらにおいても、ガンの死亡リスクが高まることがわかっています。

これまでにも述べてきたとおり、肥満はメタボを引き起こし、活性酸素や内臓脂肪の毒素が溜まってガンを引き起こします。また、痩せすぎで体に栄養素が少なすぎる状態では、免疫力が低下することでガンが発症している可能性も指摘されています。

適切な量の食事と適切な運動量を保って、体型を維持しましょう。

◆ガンの予防法⑦ 偏食を減らす

人は食べるものからできていますから、食が偏りすぎて栄養素のバランスが崩れてしまうと、免疫力の低下を招きます。野菜は嫌いだから肉ばかり食べる、おかずをほとんど食べずに米ばかり食べるなどの偏食を減らし、バランスよく栄養を摂りましょう。

◆ガンの予防法⑧　肝炎ウイルス、ピロリ菌をなくす

肝炎ウイルスは、肝臓に炎症を起こします。また、肝炎ウイルスは肝臓ガンの大きな原因にもなっています。肝炎ウイルス検査を受け、自分の体が肝炎ウイルスに感染していないかを調べておきましょう。

また、胃潰瘍や胃ガンの原因となるのがピロリ菌です。ピロリ菌に感染している人の割合は高齢になるほど高く、50歳以上では2人に1人以上が感染しています。むしろピロリ菌に感染していなければ、胃ガンのリスクはほとんどないといってもいいくらいなのです。

65歳くらいになったら一度ピロリ菌の検査を受けておき、必要に応じてピロリ菌の除菌を行っておきましょう。

ガンを防ぐ食材は？

①メタボによい食材
②免疫力を高める食材
③自律神経をよくする食材
④活性酸素を減らす食材（抗酸化物質）

◆ガンの予防には「おににかなぼう」

メタボを抑えることは、動脈硬化ばかりかガンの予防にもつながります。内臓脂肪だけでなく、活性酸素も中年期以降は増えていきます。また内臓脂肪から活性酸素を増やすホルモンが分泌されることも、メタボがガンの誘因になる理由です。

活性酸素と免疫力低下が合体し、さらに自律神経失調が追い打ちをかけてガンが発症してしまうのです。ガンの予防のために、上に述べた「まごわやさしい」「あいがうまれたよ」「なまけとらんの」のような食材を摂りましょう。

さらに、「おににかなぼう」を追加しましょう。活性酸素を抑える抗酸化物質を加えると〝鬼に金棒〟です。抗酸化物質としては、ポリフェノール、カロテノイド、アリシンなどがあります。また、ポリフェノールもカテキン（緑茶）、アントシアニン（赤ワイン）、クルクミン（カレー）、ルチン（そば）、イソフラボン（豆）、フェルラ（玄米）など、いろいろなものがあります。

カロテノイドでは、βカロテン（緑黄野菜、おくら）、リコピン（トマト）、ルテイン（ほうれん草）などが知られています。ねぎ、ニラ、ニンニクなどの匂いが強い野菜に含まれるアリシンは、抗酸化作用の他にも、疲労回復や抗ストレス作用などがあり、さまざまな効能があります。

いろいろと抗酸化物質を挙げましたが、抗酸化物質の代表はビタミンEです。ビタミンEというとマグロ、うなぎなどの豪華な食材も多いのですが、カボチャで結構です。ビタミンEの働きを助けるビタミンC（レモン、キャベツ）を添えて食べれば一層効果的です。

お＝オクラ：カロテノイド
に＝ニンジン：カロテノイド
に＝ニンニク：アリシン
か＝カレー：クルクミン
な＝ナッツ：ビタミンE
ぼ＝ほうれん草：ルテイン
う＝うなぎ：ビタミンE

70歳で物忘れをチェック

◆70歳になったら神経細胞が減少して物忘れがひどくないか確かめる

誰でも年を取ると物忘れが増えていきます。70歳くらいになると、認知症が心配になる人も増えてくるのではないでしょうか？

認知症、特にアルツハイマー病（アルツハイマー型認知症）は生活習慣病で、アルツハイマー病を招く生活スタイルについても数多く報告されています。中で

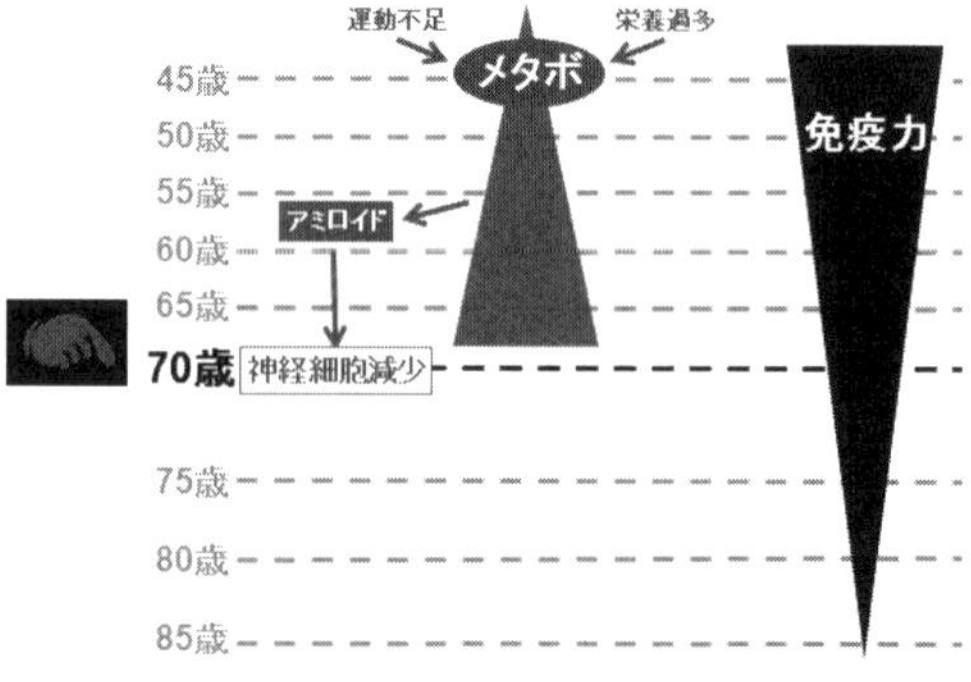

も、メタボはアルツハイマー病のきっかけになる危険因子として見逃せません。

また一方で、物忘れはフレイル期に起きる症状でもあります。**物忘れが進んできた時期がフレイル期の始まりともいえるのです。**

◆認知症のしくみ

アルツハイマー病が発症する20年も前から、脳内に「アミロイド」というタンパク質が溜まり始めます。

ひどく蓄積されたアミロイドは、10年くらいかけて神経細胞を破壊します。そうすると神経細胞から神経ホルモンが分泌されなくなり、それからしばらくして認知症が発症するのです。

中年期からアミロイドが溜まり始めるのですが、神経細胞がどんどん壊れ始める老年期には、かなり物忘れの症状が激しくなることも珍しくありません。

しかし認知症にまでは達していないことも多いため、**この段階で物忘れ対策をできるかどうかが、その後の分かれ目になるといっても過言ではありません。**

◆「物忘れ」と「ど忘れ」はどう違う？

ど忘れというのは、「覚えたことを思い出せない」ことです。例えば、人の名前が思い出せない、どこに置いたか思い出せないなどを「ど忘れ」といいます。一方、物忘れは「そもそも覚えられない」ことです。

どちらも老化によって起こりますが、ど忘れについては、それほど心配する必要はありません。ただ、ど忘れが多くなってきたら、その後に物忘れが強くなってきます。物忘れがひどいと、認知症が近い可能性があります。

では、「ひどい物忘れ」とはどういうものなのでしょうか？

「ひどい」とは、「人に迷惑がかかる」というレベルです。例えば、仕事をよく間違える、約束をすっぽかす、薬を忘れるなどがそれにあたります。もしもひどい物忘れがあるなら、認知症でないにしても、軽度認知障害（ＭＣＩ）である可能性もあります。

もしも軽度認知障害だったとしたら、そのまま放っておくと、半数は２〜３年で認知症まで進行してしまいます。

軽度認知障害は「半ボケ」という状態で、老年期に認知症が発症する確率はかなり低いものの、軽度認知障害は増えてくる時期でもあります。この段階で軽度認知障害を見つけて認知症を予防することが、非常に効率的です。

◆認知症を治すことはできる？

「予防」と書きましたが、認知症は治すこともできるのでしょうか？

現在の認知症の薬は、神経細胞がかなり壊されて神経ホルモンが出なくなってきた段階に使われます。認知症の薬は、主に不足した神経ホルモンであるアセチルコリンを補充する働きをするからです。これは認知症の進行を抑えるもので、薬で認知症を治すことは残念ながらできません。

ただ、もっと早くから予防すれば、認知症の発症は遅らせることができるはずです。そういった意味では、老年期の生活スタイルを改善することには重要な意味があります。

中年期に続いてメタボ対策を行いつつ、老年期にはストレス対策も行いましょう。この時期の神経細胞はストレスに弱く、アミロイドによって壊されやすいからです。

ストレスの予防法は、先に述べた自律神経失調症の予防法と重なります。合わせて取り組んでみてください。

◆チェックポイント

❶人に迷惑をかけるほどの物忘れが、
・生まれつきではない
・うつ病などの精神疾患によるものではない
・薬の副作用ではない

という条件を満たすなら認知症の検査を受けてください。

❷次の項目に当てはまる人はアルツハイマー病が起こりやすいといわれています。

・メタボ、高血圧・糖尿病・脂質異常症がある
・ストレスが強い、うつ、自律神経失調症がある
・歯周病がある、歯の数が少ない
・欧米型食事（肉食主体）
・頭部打撲が多い
・難聴、難聴でも補聴器を付けない
・不眠症、睡眠薬を常用している
・仕事、趣味がない
・タバコを吸っている

・認知症の家族歴がある

◆物忘れの予防法①　物忘れをあまり苦にしない

どうしても記憶力は年々低下し、単なる老化でも物忘れは強くなっていきます。軽度認知障害の方は、特に物忘れを苦にするものです。

認知機能を悪化させない努力は大切ですが、あまり物忘れを苦にしすぎると、ストレスが溜まって神経細胞が壊れやすくなります。物忘れがひどくてもあまり気にしないことが大切です。

◆物忘れの予防法② イライラ、カッカのときこそニコニコ

イライラ、カッカと感じるときは、脳がストレスにさらされていると自覚してください。老年になってからは、こんなときアミロイドが神経細胞を壊しているはずです。イライラ、カッカしたときは、あえてニコニコとした表情を心がけてください。

◆物忘れの予防法③ 右脳を鍛える

読み、書き、計算などの勉強ごとをする左脳より、音楽、絵画、想像といった芸ごとをする右脳を使うほうが、ストレスは溜まりません。中年期以降は、これまで休みがちだった右脳を鍛えるようにしましょう。

そのためには、絵、音楽、踊りなどの芸ごとや遊びごとを積極的に楽しむことです。

◆物忘れの予防法④　旅行を定期的に

旅行も、右脳を強化するのにもってこいの予防法です。定期的に旅行すると、認知症は８分の１に減るともいわれています。旅行でストレス解消を図りましょう。

誘われたら喜んで出かけるだけでなく、自分で旅行を計画すれば、前頭葉のトレーニングにもなり、さらに効果的でしょう。

◆物忘れの予防法⑤　朝の散歩でメラトニンを分泌させる

記憶は眠っている間に整理されますが、認知症は記憶を司る脳の部分に障害が出る病気です。したがって、不眠は認知症の危険因子といえるため、不眠を改善することが大切です。

夜の不眠の原因は朝にあるといえます。朝日を浴びると脳内からメラトニンというホルモンが分泌され、夜になって睡眠を誘います。夜に眠れなくてだるくても、午前中には外に出て散歩をするようにしましょう。

◆物忘れの予防法⑥　転ばない、よく見る、目を治す

老齢期の人の脳（神経細胞）はもろいので、なにか衝撃を受けると簡単に神経細胞が死んでしまいます。そのため、まずは転ばないことが大切です。

そのためにも、日頃から足腰を鍛えましょう。また、柱やタンスの角などによく頭をぶつけてしまう人もいますが、ちょっとした打撃でも、それを繰り返せば認知症につながる危険もありえます。

できるだけ注意して周りを見るようにして、白内障、緑内障などで見えにくいときは、積極的に治療を受けましょう。

◆物忘れの予防法⑦　補聴器をつける

音からの情報は、脳の大脳辺縁系（だいのうへんえんけい）という部分を刺激します。この大脳辺縁系は情緒や記憶などを司っており、アルツハイマー病などの認知症の予防にはとても重要な部分です。

そこで、聞こえる力が衰えている人は、補聴器をつけるようにしましょう。補聴器は、つけ心地が悪い、雑音が大きいなどの理由であまりつけたがらない人も多いのですが、物忘れを予防するためにもとても大切です。

認知症の高齢者は、認知症から逃げるのと同じく、補聴器からも逃げているのです。

◆物忘れの予防法⑧　決まった時間に起き、昼寝は1時間以内

老齢期や老後になると、余っている時間が多すぎるため、気を抜くと生活が乱れてしまいます。若者の昼夜逆転のように、高齢者も昼夜逆転の危険が出てくるのです。

若者は深夜起きているから朝起きられないのですが、それに対して高齢者は、昼間寝るから夜に眠れず、起きてしまうのです。そこで、若者でもいえることですが、夜どんなに眠れなくても、朝は決まった時間に起きることを心がけましょう。

また、脳の休息のためには、深く質のいい睡眠を摂ることが大切です。昼寝は1時間までにして頑張って起きつづけ、夜しっかり眠るようにしましょう。1時間以内の昼寝は、むしろ脳（記憶）のためにプラスになります。

◆物忘れの予防法⑨　睡眠薬は少しずつ弱い薬に移行していく

不眠でストレスが溜まってしまって認知症の危険を高めるくらいなら、睡眠薬を飲んでさっさと眠ってしまうのも一策です。しかし、飲み過ぎはいけません。だんだん脳は睡眠薬をあてにするようになり、神経ホルモンの分泌能力を弱くしてしまうからです。

少しずつ睡眠薬を減らしていくか、別の作用の睡眠薬や弱い睡眠薬に切り換える工夫をしてください。

物忘れによい食材は？

①メタボによい食材

②ストレスで消費される食材

・蛋白質

・ビタミンB、ビタミンC

・ミネラル

③ストレスに強くなる食材

・トリプトファン

④神経細胞の膜を強くする食材

・DHA：イワシ、マグロ

⑤脳（神経細胞）の代謝を高める食材

・ビタミンB
・ミネラル（カルシウム、マグネシウム）：クルミ、納豆
⑥神経細胞にミネラルを引き込む食材
・ビタミンD：干し魚、干しシイタケ
⑦神経細胞のシナプスを増やす食材
・ビタミンB12
⑧活性酸素を減らす食材（抗酸化物質）
⑨神経ホルモンの元になる食材
・タンパク質一般
・レシチン（アセチルコリンの元）：大豆、卵黄、小魚
・トリプトファン（セロトニンの元）：キウイ、バナナ、納豆、米、牛乳
・チロシン（ドパミンの元）：たけのこ、コーヒー

◆物忘れ、認知症予防には「ぼけとらんな」

認知症、特にアルツハイマー病を予防するためにまず行うことは、アルツハイマー病の原因物質となるアミロイドをできるだけ脳内に増やさないことです。

アミロイドがいくら増えても、神経細胞に悪さをしなければ、物忘れや認知症は起こりません。

そこで、老年期は神経細胞をできるだけ丈夫に保つように心がけましょう。そのためには「ぼけとらんな」です。神経細胞を保護するためには、DHA、ビタミン（特にビタミンB、ビタミンD）、ミネラルをしっかり摂りましょう。そして、ストレスや活性酸素を取り除く努力が肝心です。

そろそろ忍び寄ってくるフレイル（栄養失調）が、今度は認知症に拍車をかけるようになります。**物忘れを強く自覚し始めたら、メタボではなくフレイル対策に舵を切らなければなりません。**

神経ホルモンの元はタンパク質なので、どんどんおかずを食べましょう。楽しく食べて〝ぼけとらん〟と胸を張りましょう。料理を自分で作ったり食材を選んだりすると、もっと効果的です。

ぼ＝干し魚：ビタミンD、DHA
け＝玄米：ビタミン、ミネラル、抗酸化物質
と＝豆腐：タンパク質
らん＝卵：タンパク質、ビタミンB、レチシン
な＝納豆：タンパク質、ミネラル、トリプトファン

75歳でフレイルをチェック

◆75歳になったからフレイルが始まっていないか確かめる

75歳になり、無事に老後を迎えることになりました。75歳からは、それまでの栄養過多に気をつける生活スタイルから、栄養失調に気をつける生活スタイルにシフトチェンジしなければなりません。

このシフトチェンジの時期がポイントです。**「75歳になったからフレイルの対策が必要」というわけではなく、人によって時期が異なるのです。**

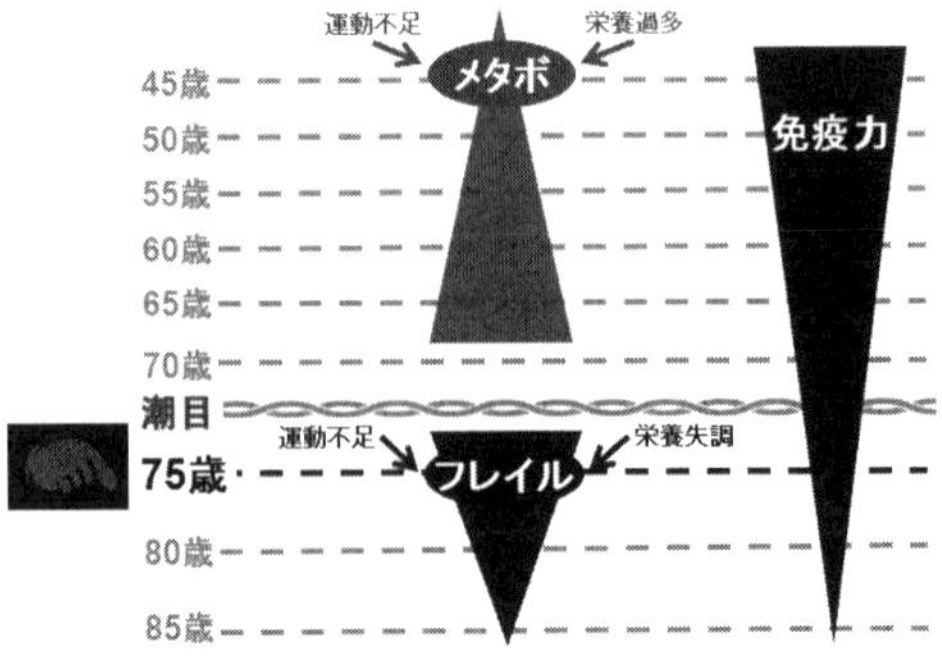

そこで参考になるのが体重です。体重について、もう一度まとめてみましょう。

中年期を過ぎると筋肉は年々減り始め、1年で1～2％ずつ減っていくといわれています。タンパク質やカルシウムが減ってくるため、骨も軽くなるはずです。ひょっとすると、脳も萎縮しはじめているかもしれません。

それなのに若い頃より体重が増えたとするなら、間違いなく脂肪が増えています。

脂肪が必ずしも悪いわけではありません。皮下脂肪は内臓を守る働きをしますし、栄養が不足したときのための備蓄の役割もしています。

しかし、メタボが病気の種をまき始める中年期は、脂肪、とくに内臓脂肪のつき過ぎに注意が必要です。中年期・老年期の体重増加は内臓脂肪を増やすことになるため、よくありません。

逆にフレイルの時期は、体内の栄養素や体を作る部品のようなものが不足していきます。そのため、**老後においては、少しでも体内に脂肪が残っているほうがよいのです。**

◆フレイルと心不全

心臓も筋肉ですから、フレイルで全身の筋肉量が減ることは、心臓の筋肉量が減少することにもつながります。フレイルが始まる老後の時期においては、フレイルと心機能の低下はある程度一緒に進んでいくのです。

メタボの時期は、心臓の負担を減らすためにも体重を減らすことが大切でした。心臓は身体の隅々にまで血液を送らなければならないので、少しでも痩せて血液の送り先を減らすことを心がければ、心臓は長持ちするからです。

しかし老後は、メタボの時期とは違って「痩せてしまうこと」が問題になります。そして、元気だった心臓も80歳頃から急激に機能が低下していきます。心不全に近づいていくのです。

これは、フレイルの始まる時期と重なります。フレイルが心不全によってさらに悪化していくのです。心不全になると息切れが強くなり、運動が困難になりますが、フレイルの栄養失調によって心臓が悪化することもあります。

心臓の筋肉の元となるタンパク質や、心筋のエネルギー代謝を調節するビタミンＢ１の不足は、心臓の馬力を大きく低下させます。心不全になると精を出して食事を摂る元気もなくなり、栄養失調に拍車がかかります。

このような悪循環を「心臓フレイル」といいますが、老後は体重が減っていってはいけないのです。

「45歳から70歳くらいまでは2～3年で１kg減量させ、75歳からは現状維持」を心がけましょう。

◆チェックポイント

❶体重が減ってきた

年間4・5kg（半年で2－3kg）以上の体重減少

❷疲れる

何をするのも面倒だと週に3－4日以上感じる

❸歩くのが遅くなってきた

通常歩行速度が1m／秒以下

❹握力が低下してきた

男性26kg、女性18kg以下

❺運動をしなくなった

定期的に運動、スポーツ、散歩をしなくなったこれらの5項目のうち、3項目以上が当てはまるとフレイルと診断されます。その他に心臓フレイル（慢性心不全状態）、オーラルフレイル（滑舌、咀嚼、嚥下機能の低下）、コグニティブフレイル（認知症前段階）なども提唱されています。

◆フレイルの予防法① タンパク質を摂る

筋肉、骨、血管、神経細胞など、フレイルで弱っていく体内の器官や物質の主成分はタンパク質です。また、免疫の役目を担う白血球もタンパク質から作られます。

老後はどうしても消化力、吸収力が低下するので、肉、魚、豆を多めに摂るようにしましょう。また、血液中のタンパク質が6・5未満に落ちないように気をつけてください。

◆フレイルの予防法② ビタミン、ミネラルをしっかり

タンパク質をはじめ、糖質、脂質の代謝、骨や神経細胞の活動にも、ビタミンやミネラルは不可欠です。

ビタミン、ミネラルは最も不足しているものに合わせて代謝が進みます。例えば「ビタミンCはたくさん摂っているけれど、ビタミンBはあまり摂れていない」となると、せっかく摂ったビタミンCが無駄になってしまいます。偏らずにバランスよくすべての種類を摂ることが大切です。

◆フレイルの予防法③　1日3000歩以上歩く

座りきり、寝たきりを防ぐ最低歩数は、1日3000歩くらいです。雨の日や急に寒くなったり暑くなったりした日などを除いて、基本的には毎日散歩に出かけるように心がけましょう。できるだけ筋肉を動かすためにも、歩くときは大股で歩くことを心がけてください。

◆フレイルの予防法④　余裕があれば筋トレを追加する

体幹を鍛えることは、体のバランスを向上させ、代謝の改善につながります。また、体幹を鍛えると姿勢が整いますが、姿勢がしっかり整うことで、呼吸が深まり、誤飲を減らすことにもつながります。

フレイルの先に座りきりや寝たきりが待っています。しっかり立ち、しっかり座るために体幹筋を強化することがとても大切です。

◆フレイルの予防法⑤　心不全の予防

心臓フレイル（慢性心不全）が軽いうちは運動が必要ですが、進行すると、運動をすることが危険になってきます。そこで、心機能に合わせて適切な量の運動を行うことが大切です。

食事は塩分を制限し（７ｇ以下）、ビタミンＢ１をしっかり摂りましょう。入浴時は肩の高さまで浴槽に浸かり、40℃くらいのお湯に、３分程度浸かることがオススメです。

心不全が進行してきたら、強心薬、降圧薬、利尿薬、血管拡張薬などの調節が必要になります。

◆フレイルの予防法⑥　口腔ケア、嚥下訓練

食べ物を噛む力や舌の動きが悪くなってうまく噛めなくなると、十分に栄養が摂れなくなってしまいます。また、話しにくくなるので人との交流を避けるようになり、その結果、活動量も減ってしまいます。

このような状態を「オーラルフレイル」といいます。そうならないよう、歯科、口腔外科で定期的に口腔ケアを受けましょう。

◆フレイルの予防法⑦　外出する

フレイルになると、社会との交流がなくなり、心身ともに活動量が減っていきます。こうして認知機能も落ちていきます。

活動量をできるだけ減らさないように、毎日の日課を作って外出の予定を立てましょう。〝家のほうが安全〟と自宅に引きこもると、フレイルに近づいてしまいます。実際に、屋外よりも自宅の中での転倒のほうが多いのです。

フレイルを防ぐ食材は?

①体内の部品の元

・タンパク質：ヒレ肉、マグロ、卵（糖質や脂質も気にせず、しっかり）

②代謝を補助

・ビタミン：うなぎ、レバー、ゴマ

・ミネラル：松茸、ワカメ、アーモンド

◆フレイルには「ひまごがうまれた」

メタボの後は、一転してフレイルが待っています。そこで、潮目を迎えてフレイル期に入ったら、栄養過多ではなく栄養失調に気をつけねばなりません。

食事を楽しめるよう、豪華な美食を心がければよいのです。〝あれを食べてはいけない〟ではなく〝あれを食べよう〟と積極的に食事に向かいましょう。

昔と違って、１００歳まで生きようという時代です。孫どころか、ひ孫がどんどん生まれるくらいの年頃まで活動（活躍）したいものです。そこで、新しい食材の標語として「ひまごがうまれた」というのはいかがでしょう。

タンパク質なら、肉、魚、豆、卵の何でも結構です。食べたいものを思う存分食べればよいのです。タンパク質の代謝が進むよう、ビタミンやミネラルも合わせてしっかり食べましょう。どうせ摂るなら、豪華にヒレカツ、うなぎ、松茸、レバーなどを楽しんではいかがですか。

3大栄養素である糖質（御飯、麺類、デザート）や脂質（脂っこい、くどい食品）も栄養源ですから、遠慮する必要はありません。

フレイルの時期にも心不全の危険性はありますが、フレイル期に起きる心不全は慢性心不全です。**これは、メタボの時期の心筋梗塞による急性心不全とは全く異なります。**

メタボ期に起きる心不全は、動脈硬化で心臓（左室）が死んでしまい、収縮できなくなり、全身に血液が送れなくなることで起こります。これに対して、フレイル期の心不全は、心臓自体が老化して拡張できなくなり、全身からの血液を吸い込めなくなることで起こるのです。

老化によって筋肉が硬くなるのと同じで、心臓も硬くなってしまうのです。したがって、フレイル期の心不全を予防するためには、全身の筋肉を増やして強くするような食材を摂ることが大切です。

食材も、「まごわやさしい」から「ひまごうまれた」に変えましょう。ただ「塩分を減らす・ビタミンB群をしっかり摂る」のは忘れないでください。

ひ＝ヒレカツ：タンパク質
ま＝マグロ：タンパク質、ＤＨＡ、ＥＰＡ
ご＝ゴマ（御飯大盛りも可）：ビタミン
う＝うなぎ：タンパク質、ビタミン
ま＝松茸（豆）：ミネラル（タンパク質）
れ＝レバー：ビタミン
た＝卵：タンパク質、ビタミン

80歳で脳血流をチェック

◆80歳になったら脳血流が低下していないか検査する

これまでもたびたび出てきた「プラーク」ですが、これは動脈硬化のひとつの指標になります。柔らかいプラークは不安定プラークといわれ、柔らかいほど危険なのです。

プラークを長期的に観察すると、初めの頃は柔らかい砂山のような状態で、それが徐々に大きくなってい

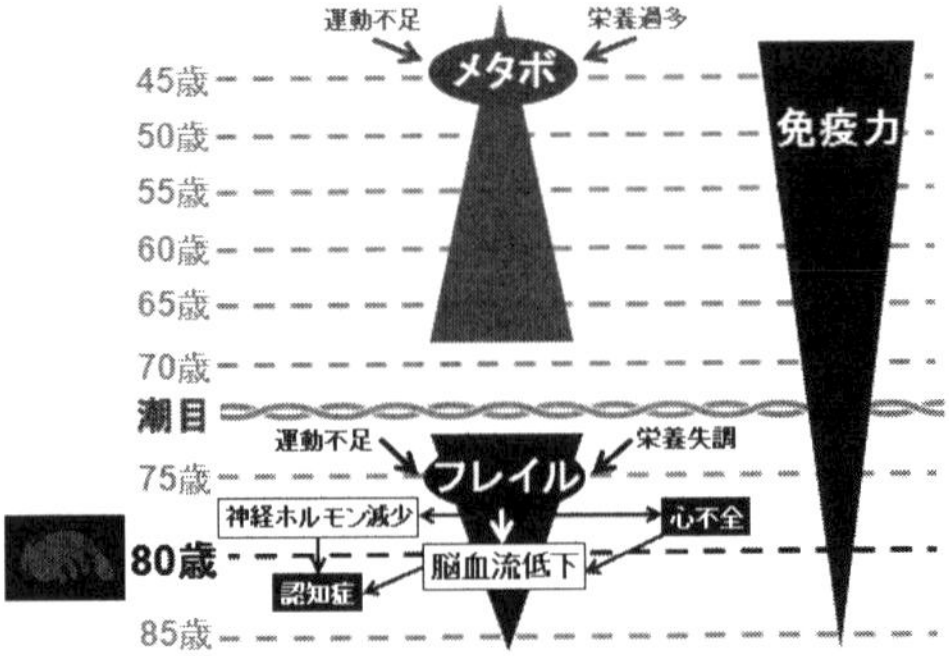

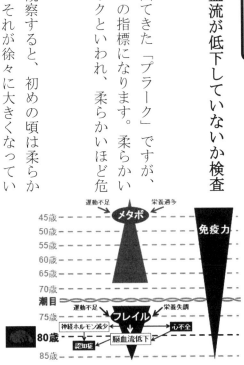

きます。そしてついには崩れてしまい、そこに血栓がこびりついて血管をふさぐ危険が出てきます。

柔らかいプラークは、上手に管理すれば拡大するのを抑えることができますが、管理が悪ければ命取りにもなります。**命取りにならないよう、柔らかいプラークのうちが勝負です。**

◆老後はプラークを心配する必要がなくなる

ところがこれも、老後になると潮目が変わります。柔らかいプラークが崩れないまま10年ほど経つと、プラークの表面が徐々に硬くなっていき、安定化していくのです。

そして最後には「かさぶた」のように硬くなり、安定プラークと呼ばれる状態になります。こうなると、もう崩れることはありませんし、大きくなることもありません。**この時期まで生き延びられた患者さんは、「長生きキップ」を手に入れたことになるのです。**

では、老後は何に注意すればよいのでしょうか？

血管をゴム菅のような柔らかいものだと考えてみてください。ゴム菅の中に柔らかいゴミがこびりついて溜まれば、やがて詰まってしまいます。しかし、ゴミが固まってしまえば詰まる心配はなくなります。

とはいえ、ゴミが固まることでゴム菅の内が硬くなって柔軟性が落ちるわけですから、中の水の流れは悪くなってしまいます。血管の変化も、このような経過をたどります。

これを血管に置き換えると、中年期、老年期は柔らかいプラークが大きくなって動脈硬化が進行する時期、老後はプラークが固まって血流が遅くなっていく時期と考えられます。

中高年は動脈硬化で大きな血管障害が起きやすいのに対して、老後は血流が低下して病気が起きやすくなるのです。**そして、どこの血流が低下しやすいかというと、それが脳血流です。**

なぜなら、脳血流は重力に逆らって心臓から脳へ登っていかなければならないからです。

◆脳血流と脳貧血

フレイルの時期は、脳血流の低下との戦いです。フレイル期は心機能も低下しているため、心臓が脳に血液を十分に送れなくなってしまいます。そうして脳血流の低下に拍車がかかります。脳血流も「足りない病」を起こすのです。

脳血流が低下すると、脳貧血という状態になります。脳はとても大食らいで酸素や栄養を大量に必要とするのですが、脳の血流が減ると脳は腹ペコ状態に陥ります。これが脳貧血なのです。

脳貧血の代表的な症状として、フラツキとボケ症状があります。一過性に脳貧血が強くなるとフラツキが起こります。立っているときや歩いているときにフラツキが起こると、転倒する危険があります。

フレイルで転倒・骨折が多いのは、筋力の低下ばかりでなく、フラツキによる要素も含まれるのです。**フラツキの先に脳梗塞が待っていることも覚悟しなければなりません。**

また、脳の神経細胞から分泌される神経ホルモンもタンパク質（アミノ酸）からできるので、栄養失調の状態では神経ホルモンを作れません。

神経ホルモンは脳内の情報を伝達する働きがあるので、神経ホルモンが足りなくなると、認知機能が低下してしまいます。そこに脳血流の低下が重なれば、認知症の危険性が跳ね上がってしまうのです。

◆チェックポイント

❶中高年以降（75歳から）起こりやすい。

❷起立時のフラツキ（脳貧血）は、脳血流低下を疑う。これは脳梗塞の手前である可能性がある。

❸時々ボーッとして、記憶力、注意力、判断力などが低下することがあるが、正常なことも多い。

以上の項目に該当するなら、頸動脈エコーなどで脳血流の低下を確認してください。

◆脳血流低下の予防法① フレイルの予防（特に歩くこと）

脳血流を増やす最も簡単な方法は、歩いて足の血流を増やすことです。足の血流がやがて心臓を経由して、そして脳に回ってきます。そのためには、歩く筋力と体力を強化しなければなりません。また、どんどん食べて栄養をつけることも大切です。

◆脳血流低下の予防法②

脳循環改善薬、ＤＨＡ・ＥＰＡ製剤、またはサプリメント

脳血流が増えないときは、脳循環改善薬やＤＨＡ・ＥＰＡなどの薬剤で脳梗塞や認知症を予防しなければなりません。

◆脳血流低下の予防法③　脱水対策

体の中の水分が不十分になると、循環する血液の量が減少して血液が滞りやすくなります。血液は止まると固まってしまうので、脱水症状には注意してください。

高齢者は、水分をあまり飲みたがらない傾向がありますので、意識的に水分を摂るように気をつけましょう。血液は特に夜間に固まりやすくなりますから、寝る前や夜中トイレに起きたときなどに、水分をしっかり摂ってください。

脳血流を増やす食材は？

①フレイルによい食材
②血液をサラサラにする食材
・ＤＨＡ・ＥＰＡ
③動脈硬化（メタボ）によい食材
④血液凝固を抑える食材
・ナットーキナーゼ：納豆

◆脳血流を増やすには「ひまごうまれた、かわいいな」

老後の脳血流低下は、かなりの要素がフレイルに起因していると考えていいでしょう。

したがって、フレイル対策でもある「ひまごうまれた」の食材を意識して摂ることが基本になります。さらに「かわいいな」を追加してください。血液をサラサラにするためです。

元々は動脈硬化がベースにあって、そこを流れる血液がドロドロ、ゆっくりであるために脳貧血が引き起こされるわけですから、血液をサラサラにするDHA・EPAを積極的に取り入れましょう。

フレイルによい食材としてタンパク質は欠かせませんが、タンパク質の中でも、やはり青魚がオススメです。肉と魚で悩んだときは、魚を選んでみるのはどうでしょう?

それから、血液の凝固を抑えるナットーキナーゼもどんどん摂りましょう。**血液は夜中に最も強く固まりますから、夕食に納豆がオススメです。**ただし、ワーファリンという抗凝固薬を服用している方は禁忌です。

ひ孫が〝かわいい〟と思えるくらい、元気で頑張りましょう。

か＝カツオ：タンパク質、DHA、EPA
わ＝ワカメ：食物繊維、ミネラル
い＝イワシ：DHA、EPA、ビタミンB12
い＝いも：食物繊維
な＝納豆：ナットウキナーゼ、タンパク質、ミネラル、トリプトファン

85歳で肺炎をチェック

◆85歳になったら肺炎の危険が増えてきていないか確かめる

老後も確かにガンにかかる方は多いのですが、死因の順位としては、徐々に下がってきています。少なくとも、急速に進行するガンによる死は減っていきます。

一方、**ガンに代わって急増するのが肺炎です。**90歳代に入ると、肺炎による死亡率はガンよりも上位

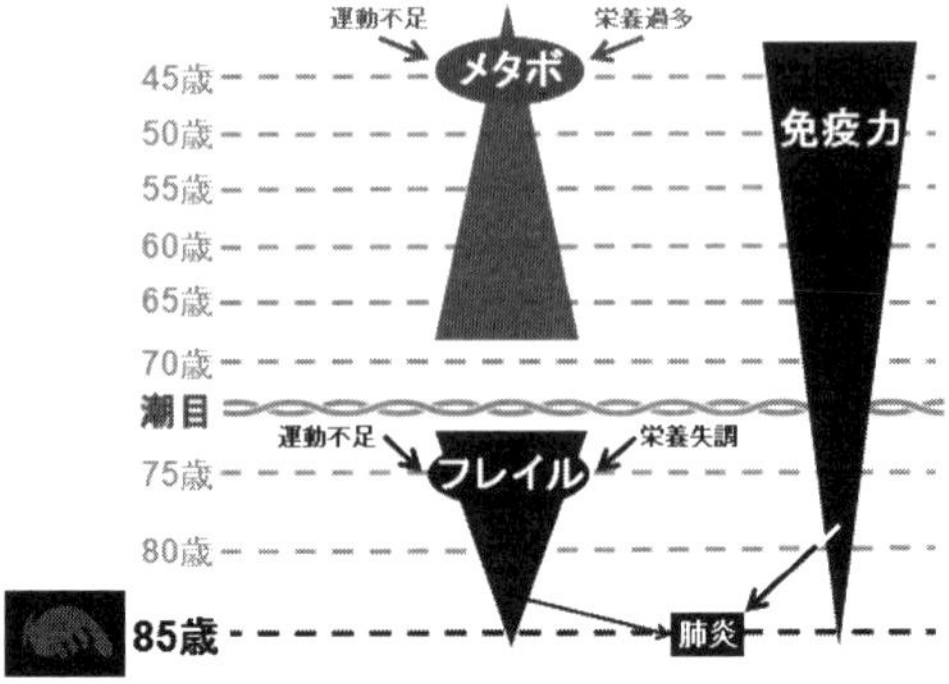

になります。肺炎も免疫力低下により起こる病気ですが、ガンとどこが違うのでしょうか？

実は、ガンは「余り病」であるのに対して、肺炎は「足りない病」なのです。老後の栄養失調は、免疫細胞（主に白血球）の働きを弱めるため、より一層免疫力を低下させます。

フレイルでの栄養失調は、どんどん免疫力を低下させ、肺炎を引き起こすのです。ですから、年を取れば取るほど肺炎が増えていくのです。

栄養失調だけでなく、運動不足も免疫力を低下させます。運動によって体が温まれば免疫力が上がりますから、適度に運動しましょう。**適度な運動によって副交感神経も元気になり、リンパ球の増加につながります。**

◆誤嚥によって起きる「誤嚥性肺炎」に注意

高齢者の肺炎は、細菌やウイルスの感染によって発症するだけでなく、誤嚥によって発症する場合も多くみられます。老後は、嚥下機能の低下や、正しくない姿勢での食事によって起こる「誤嚥性肺炎（ごえんせいはいえん）」が増加する時期でもあります。

フレイル期は免疫力ばかりでなく嚥下機能や姿勢を保つ機能も低下するため、ますます肺炎の危険性が増えてしまうのです。

◆チェックポイント

❶症状が軽い

高齢者の肺炎は発熱、咳、痰が少なく、その一方で進行が速い場合が多いので、注意を要する。

❷むせに注意

誤嚥するとむせるが、その回数が多いと食物が肺に溜まって肺炎が発症する。高齢者の場合、誤嚥してもむせが少ないので、注意。

❸フレイルに多い

◆肺炎の予防法① 免疫力の改善

若い人が肺炎にかかっても重症にいたらないのは、十分な免疫力を持っているせいでもあります。肺炎を予防するためには、できるだけ免疫力をつけることが大切です。

※具体的な予防法……99ページからを参照

◆肺炎の予防法② フレイルの予防

これまで述べてきたとおり、老後の肺炎に大きく関わっているのがフレイルです。栄養をしっかり摂る、適度な運動をするなど、フレイルを予防することも肺炎の予防法としては重要なことなのです。

※具体的な予防法……183ページからを参照

◆肺炎の予防法③　肺炎球菌ワクチン

若者も肺炎になることがありますが、若者が肺炎になったとしても「風邪の延長」という程度で命の危険はありません。しかし老後の肺炎は、命を脅かす恐ろしい敵になります。肺炎死の97％が65歳以上で起きているのです。

そのため、現在日本では65歳から5年に一度「肺炎球菌ワクチン」の接種が勧められています。ただ、本当に予防接種が必要なのは75歳から80歳以上であるというのが私の意見です。

◆肺炎の予防法④　嚥下訓練、口腔内ケア、姿勢の矯正

食物が胃ではなく肺に流れ込んでしまったら、肺炎の発症は避けられません。いくら肺炎球菌ワクチンを接種していても、誤嚥性肺炎は予防できないのです。

定期的に嚥下のトレーニングを行い、口腔内を清潔にして細菌を減らし、正しい姿勢で（円背を矯正して）食事するよう心がけましょう。

肺炎を防ぐ食材は？

免疫によい食材

①腸内環境を整える食材

・乳酸菌

・発酵食品

・食物繊維

・オリゴ糖

②白血球の元になる食材

・蛋白質

③白血球を活性化する食材

・ビタミンA

・ビタミンE
・ビタミンC
・ミネラル
フレイルを防ぐ食材
①体内の部品の元
・蛋白質
②代謝を補助
・ビタミン
・ミネラル

◆肺炎を防ぐには「ひまごうまれた、あいがうまれたよ」

栄養失調に免疫力低下が重なると、肺炎が発症します。したがって、肺炎の予防には「ひまごうまれた」に加えて、先に述べた免疫力を高める食材をどんどん楽しむべきです。それが「あいがうまれたよ」です。

老後の肺炎を防ぐためにはとにかくしっかり食べることが大切ですが、注意しなければならないのが誤嚥です。フレイル期にある高齢者にとって、歩くことと食べることは仕事です。

喋りながら食べる、テレビに夢中になりながら食べる、姿勢を崩しながら食べる。決して、こうした「ながら」はいけません。食べることに集中してください。

そうやって頑張っているうちに、フレイルも軽くなっていき、１００歳が夢でなくなってきます。ひ孫の成人式も迎えられるかもしれません。ひ孫は本当に可愛いそうですよ。まさに〝愛が生まれたよ〟と思えるように、健康長寿を成し遂げてください。

おわりに
～大きな潮目をどうやって見つける？

最後までお読みくださり、ありがとうございました。中年期から小さな潮目が次々と訪れ、人によってはそれが大きな病気につながってしまうことがおわかりいただけたのではないでしょうか。

少し前までは、メタボのことさえ気にしておけば長生きできる。そんな風潮がありました。しかしそれは、まだ日本人の平均寿命が今よりももっと短かった時代です。

現在は、100歳以上まで元気に生きる方も増えてきました。そして、人が長寿化するに伴って「フレイル」という概念が生まれたのは、本書でもお伝えした通りです。

5年ごとくらいの小さな潮目を巧みに乗り切って老後を迎えようとした頃に、大きな潮目が訪れます。

中年期や老年期は「余り病」へ流される潮目ですが、老後からは大きく潮目が変わります。逆の方向、すなわち「足りない病」へ潮目が向くのです。そうなれば、それまでと同じような生活スタイルでは、どんどん「足りない病」へ流されてしまいます。

いつまでも健康で長生きするためには、病気を「未病」の段階で嗅ぎとり、病気として顕在化する前に予防することがとても大切です。しかし、たとえ同じ病気であったとしても、60歳の方の予防法と１００歳の方の予防法は同じではありません。

自分に合った病気の予防法や健康法を知るためには、大きな潮目の変化を見逃してはいけません。復習になりますが、大きく潮目が変わる時期はこのようになっていますので参考にしてください。

・70歳あたりから
・ダイエットしていないのに痩せていく
・内臓脂肪が減っていく
・動脈硬化が進行しなくなる

・物忘れが気になる

潮目といっても、メタボから突然フレイルに変わるわけではありません。おそらく数年間の間に潮目が変わるものと考えられます。

ダイエットをしないのに痩せていくという目安ですが、メタボのうちは2～3年で1kgのペースでの減量が望ましいと述べましたが、もし3kgも減るようなら、それはフレイルの始まりかもしれません。

ただ、このように体重の変化で潮目を読むことも可能かもしれませんが、体重は減っても内臓脂肪は増えているとすれば、メタボの潮目は変わっていないことになります。体重だけではなく、内臓脂肪が減ってきていることを確認して判断するべきです。

さらに、科学的には「動脈硬化の進行が止まった時点がフレイルとの戦いの始まり」ということができます。潮目が近くなったと感じたら、頸動脈エコーなどを毎年受けて動脈硬化の変化を調べましょう。

潮目が変わる、すなわちメタボからフレイルへ移るということは、「長生きキップ」を手に入れたと考えることができます。もう体内に有害物質が溜まらなくなるのですから。

そうなったら、そこで安心するのではなく、これまで以上に努力しなければいけません。メタボ期は「食べすぎず、動いて」でしたが、フレイル期は「食べて、動いて、働いて」です。

どんなスーパー高齢者もフレイル予備群と考えるべきで、認知症、心不全、肺炎に備えなければならないのです。

中でも、肺炎は高齢者の命取りになる重大な病気です。一度治ったとしても、フレイルの重症度を進ませてしまいます。肺炎については、運動、嚥下訓練、口腔ケア、予防接種などの地道な努力を重ねてしっかりと予防しましょう。

ただ、長生きさえすればいいというものではありません。あなたも、ただ寿命が長ければいいわけではなく、「元気に」「幸せに」長生きしたいと思っているはずです。

長生きをすれば医療費が増えるのも仕方のないことですが、「潮目」をしっかり読んで養生をすれば不必要な医療費は省くことができるかもしれません。

潮目に合った予防法を心がけて、ともに元気な１００歳を目指しましょう！

ラーニングスの既刊本

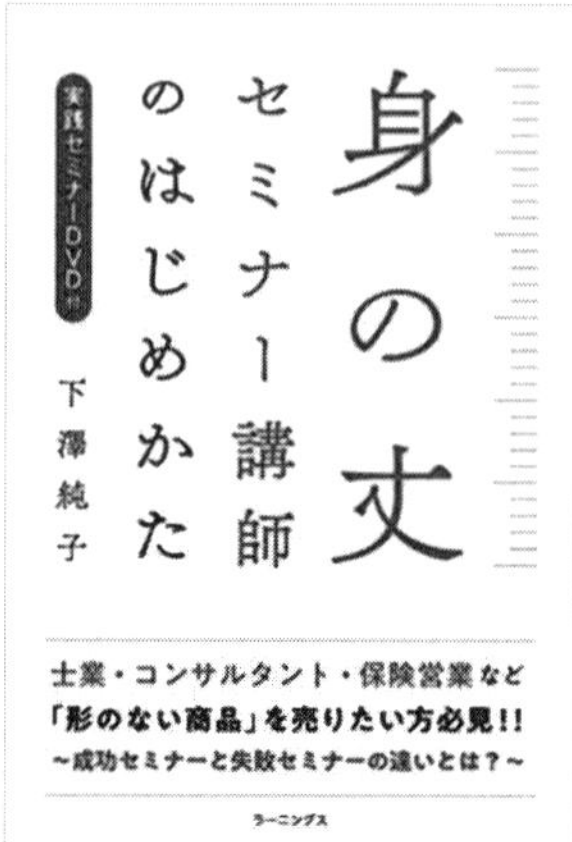

身の丈セミナー講師のはじめかた【DVD 付き】

・ファイナンシャルプランナー

・士業

・コンサルタント

「形のない商品」を売りたい方必見!

身の丈にあった、オリジナルセミナーのはじめ方を本と DVD で徹底解説! (実践セミナーDVD 付き)

定価：本体 1,400 円＋税　ISBN:978-4-86113-761-7

【著者】

渡辺 正樹（わたなべ・まさき）

三重県四日市市出身。内科認定医。

神経内科認定医・脳卒中学会評議員・動脈硬化学会評議員。

名古屋大学医学部卒業後、名古屋第一赤十字病院を経て「渡辺クリニック」を開院。

専門は動脈硬化、自律神経、アルツハイマー病など。

主な著書に「『余り病』が命を奪う」「自律神経失調症を知ろう」

「もくもくワクワクで認知症を予防する」「動脈硬化という敵に勝つ」など多数。

50歳からはじめる！

老後の健康の不安が減らせる本

2019年10月16日　初版発行

著者：渡辺正樹
編集協力：金子千鶴代
発行所：ラーニングス合同会社
　　〒150-0012 東京都渋谷区広尾 1-3-18 広尾オフィスビル 11F
発行者：梶田洋平
発売元：星雲社（共同出版社・流通責任出版社）
　　〒112-0005 東京都文京区水道１－３－30
　　Tel:（03）3868-3275

ISBN : 978-4-434-26675-1　C0077

印刷所：シナノ印刷株式会社